中国古医籍整理丛书

医林正印

明·马兆圣　编撰

黄作阵　武亮周　张　戬　杨东方　祝世峰　王　兆　李晓宇　校注

中国中医药出版社

·北　京·

图书在版编目（CIP）数据

医林正印/(明)马兆圣编撰；黄作阵等校注.—北京：中国中医药出版社，2016.11

(中国古医籍整理丛书)

ISBN 978-7-5132-3345-3

Ⅰ.①医…　Ⅱ.①马…　②黄…　Ⅲ.①中国医药学-中国-明代　Ⅳ.①R2-52

中国版本图书馆CIP数据核字（2016）第096824号

中国中医药出版社出版
北京市朝阳区北三环东路28号易亨大厦16层
邮政编码　100013
传真　010 64405750
保定市中画美凯印刷有限公司印刷
各地新华书店经销
*
开本 710×1000　1/16　印张 20　字数 157 千字
2016年11月第1版　2016年11月第1次印刷
书　号　ISBN 978-7-5132-3345-3
*
定价　58.00元
网址　www.cptcm.com

社长热线　010 64405720
购书热线　010 64065415　010 64065413
微信服务号　zgzyycbs
书店网址　csln.net/qksd/
官方微博　http://e.weibo.com/cptcm
淘宝天猫网址　http://zgzyycbs.tmall.com

项目专家组

顾　问　马继兴　张灿玾　李经纬

组　长　余瀛鳌

成　员　李致忠　钱超尘　段逸山　严世芸　鲁兆麟
郑金生　林端宜　欧阳兵　高文柱　柳长华
王振国　王旭东　崔　蒙　严季澜　黄龙祥
陈勇毅　张志清

项目办公室（组织工作委员会办公室）

主　任　王振国　王思成

副主任　王振宇　刘群峰　陈榕虎　杨振宁　朱毓梅
刘更生　华中健

成　员　陈丽娜　邱　岳　王　庆　王　鹏　王春燕
郭瑞华　宋咏梅　周　扬　范　磊　张永泰
罗海鹰　王　爽　王　捷　贺晓路　熊智波

秘　书　张丰聪

前 言

中医药古籍是传承中华优秀文化的重要载体，也是中医学传承数千年的知识宝库，凝聚着中华民族特有的精神价值、思维方法、生命理论和医疗经验，不仅对于传承中医学术具有重要的历史价值，更是现代中医药科技创新和学术进步的源头和根基。保护和利用好中医药古籍，是弘扬中国优秀传统文化、传承中医学术的必由之路，事关中医药事业发展全局。

1949 年以来，在政府的大力支持和推动下，开展了系统的中医药古籍整理研究。1958 年，国务院科学规划委员会古籍整理出版规划小组在北京成立，负责指导全国的古籍整理出版工作。1982 年，国务院古籍整理出版规划小组召开全国古籍整理出版规划会议，制定了《古籍整理出版规划（1982—1990）》，卫生部先后下达了两批 200 余种中医古籍整理任务，掀起了中医古籍整理研究的新高潮，对中医文化与学术的弘扬、传承和发展，发挥了极其重要的作用，产生了不可估量的深远影响。

2007 年《国务院办公厅关于进一步加强古籍保护工作的意见》明确提出进一步加强古籍整理、出版和研究利用，以及

"保护为主、抢救第一、合理利用、加强管理"的方针。2009年《国务院关于扶持和促进中医药事业发展的若干意见》指出，要"开展中医药古籍普查登记，建立综合信息数据库和珍贵古籍名录，加强整理、出版、研究和利用"。《中医药创新发展规划纲要（2006—2020）》强调继承与创新并重，推动中医药传承与创新发展。

2003~2010年，国家财政多次立项支持中国中医科学院开展针对性中医药古籍抢救保护工作，在中国中医科学院图书馆设立全国唯一的行业古籍保护中心，影印抢救濒危珍本、孤本中医古籍1640余种；整理发布《中国中医古籍总目》；遴选351种孤本收入《中医古籍孤本大全》影印出版；开展了海外中医古籍目录调研和孤本回归工作，收集了11个国家和2个地区137个图书馆的240余种书目，基本摸清流失海外的中医古籍现状，确定国内失传的中医药古籍共有220种，复制出版海外所藏中医药古籍133种。2010年，国家财政部、国家中医药管理局设立"中医药古籍保护与利用能力建设项目"，资助整理400余种中医药古籍，并着眼于加强中医药古籍保护和研究机构建设，培养中医古籍整理研究的后备人才，全面提高中医药古籍保护与利用能力。

在此，国家中医药管理局成立了中医药古籍保护和利用专家组和项目办公室，专家组负责项目指导、咨询、质量把关，项目办公室负责实施过程的统筹协调。专家组成员对古籍整理研究具有丰富的经验，有的专家从事古籍整理研究长达70余年，深知中医药古籍整理研究的重要性、艰巨性与复杂性，履行职责认真务实。专家组从书目确定、版本选择、点校、注释等各方面，为项目实施提供了强有力的专业指导。老一辈专家的学术水平和智慧，是项目成功的重要保证。项目承担单位山东中医药大学、南京中医药大学、上海中医药大学、福建中医药大学、浙江省中医药研究院、陕西省中医药研究院、河南省中医药研究院、辽宁中医药大学、成都中医药大学及所在省市中医药管理部门精心组织，充分发挥区域间互补协作的优势，并得到承担项目出版工作的中国中医药出版社大力配合，全面推进中医药古籍保护与利用网络体系的构建和人才队伍建设，使一批有志于中医学术传承与古籍整理工作的人才凝聚在一起，研究队伍日益壮大，研究水平不断提高。

本着“抢救、保护、发掘、利用”的理念，该项目重点选择近60年未曾出版的重要古医籍，综合考虑所选古籍的保护价值、学术价值和实用价值。400余种中医药古籍涵盖了医经、基础理论、诊法、伤寒金匮、温病、本草、方书、内科、外科、女科、儿科、伤科、眼科、咽喉口齿、针灸推拿、养生、医案医话医论、医史、临证综合等门类，跨越唐、宋、金元、明以迄清末。全部古籍均按照项目办公室组织完成的行业标准《中医古籍整理规范》及《中医药古籍整理细则》进行整理校注，绝大多数中医药古籍是第一次校注出版，一批孤本、稿本、抄本更是首次整理面世。对一些重要学术问题的研究成果，则集中收录于各书的“校注说明”或“校注后记”中。

“既出书又出人”是本项目追求的目标。近年来，中医药古籍整理工作形势严峻，老一辈逐渐退出，新一代普遍存在整理研究古籍的经验不足、专业思想不坚定等问题，使中医古籍整理面临人才流失严重、青黄不接的局面。通过本项目实施，搭建平台，完善机制，培养队伍，提升能力，经过近5年的建设，锻炼了一批优秀人才，老中青三代齐聚一堂，有效地稳定了研究队伍，为中医药古籍整理工作的开展和中医文化与学术的传承提供必备的知识和人才储备。

本项目的实施与《中国古医籍整理丛书》的出版，对于加强中医药古籍文献研究队伍建设、建立古籍研究平台，提高古籍整理水平均具有积极的推动作用，对弘扬我国优秀传统文化，推进中医药继承创新，进一步发挥中医药服务民众的养生保健与防病治病作用将产生深远影响。

第九届、第十届全国人大常委会副委员长许嘉璐先生，国家卫生计生委副主任、国家中医药管理局局长、中华中医药学会会长王国强先生，我国著名医史文献专家、中国中医科学院马继兴先生在百忙之中为丛书作序，我们深表敬意和感谢。

由于参与校注整理工作的人员较多，水平不一，诸多方面尚未臻完善，希望专家、读者不吝赐教。

国家中医药管理局中医药古籍保护与利用能力建设项目办公室

二〇一四年十二月

许序

“中医”之名立，迄今不逾百年，所以冠以“中”字者，以别于“洋”与“西”也。慎思之，明辨之，斯名之出，无奈耳，或亦时人不甘泯没而特标其犹在之举也。

前此，祖传医术（今世方称为“学”）绵延数千载，救民无数；华夏屡遭时疫，皆仰之以度困厄。中华民族之未如印第安遭染殖民者所携疾病而族灭者，中医之功也。

医兴则国兴，国强则医强。百年运衰，岂但国土肢解，五千年文明亦不得全，非遭泯灭，即蒙冤扭曲。西方医学以其捷便速效，始则为传教之利器，继则以“科学”之冕畅行于中华。中医虽为内外所夹击，斥之为蒙昧，为伪医，然四亿同胞衣食不保，得获西医之益者甚寡，中医犹为人民之所赖。虽然，中国医学日益陵替，乃不可免，势使之然也。呜呼！覆巢之下安有完卵？

嗣后，国家新生，中医旋即得以重振，与西医并举，探寻结合之路。今也，中华诸多文化，自民俗、礼仪、工艺、戏曲、历史、文学，以至伦理、信仰，皆渐复起，中国医学之兴乃属必然。

迄今中医犹为国家医疗系统之辅，城市尤甚。何哉？盖一则西医赖声、光、电技术而于20世纪发展极速，中医则难见其进。二则国人惊羡西医之“立竿见影”，遂以为其事事胜于中医。然西医已自觉将入绝境：其若干医法正负效应相若，甚或负远逾于正；研究医理者，渐知人乃一整体，心、身非如中世纪所认定为二对立物，且人体亦非宇宙之中心，仅为其一小单位，与宇宙万象万物息息相关。认识至此，其已向中国医学之理念“靠拢”矣，虽彼未必知中国医学何如也。唯其不知中国医理何如，纯由其实践而有所悟，益以证中国之认识人体不为伪，亦不为玄虚。然国人知此趋向者，几人？

国医欲再现宋明清高峰，成国中主流医学，则一须继承，一须创新。继承则必深研原典，激清汰浊，复吸纳西医及我藏、蒙、维、回、苗、彝诸民族医术之精华；创新之道，在于今之科技，既用其器，亦参照其道，反思己之医理，审问之，笃行之，深化之，普及之，于普及中认知人体及环境古今之异，以建成当代国医理论。欲达于斯境，或需百年欤？予恐西医既已醒悟，若加力吸收中医精粹，促中医西医深度结合，形成21世纪之新医学，届时“制高点”将在何方？国人于此转折之机，能不忧虑而奋力乎？

予所谓深研之原典，非指一二习见之书、千古权威之作；就医界整体言之，所传所承自应为医籍之全部。盖后世名医所著，乃其秉诸前人所述，总结终生行医用药经验所得，自当已成今世、后世之要籍。

盛世修典，信然。盖典籍得修，方可言传言承。虽前此50余载已启医籍整理、出版之役，惜旋即中辍。阅20载再兴整理、出版之潮，世所罕见之要籍千余部陆续问世，洋洋大观。

今复有“中医药古籍保护与利用能力建设”之工程，集九省市专家，历经五载，董理出版自唐迄清医籍，都400余种，凡中医之基础医理、伤寒、温病及各科诊治、医案医话、推拿本草，俱涵盖之。

噫！璐既知此，能不胜其悦乎？汇集刻印医籍，自古有之，然孰与今世之盛且精也！自今而后，中国医家及患者，得览斯典，当于前人益敬而畏之矣。中华民族之屡经灾难而益蕃，乃至未来之永续，端赖之也，自今以往岂可不后出转精乎？典籍既蜂出矣，余则有望于来者。

谨序。

第九届、十届全国人大常委会副委员长

許嘉璐

二〇一四年冬

王 序

中医学是中华民族在长期生产生活实践中，在与疾病作斗争中逐步形成并不断丰富发展的医学科学，是中国古代科学的瑰宝，为中华民族的繁衍昌盛作出了巨大贡献，对世界文明进步产生了积极影响。时至今日，中医学作为我国医学的特色和重要医药卫生资源，与西医学相互补充、相互促进、协调发展，共同担负着维护和促进人民健康的任务，已成为我国医药卫生事业的重要特征和显著优势。

中医药古籍在存世的中华古籍中占有相当重要的比重，不仅是中医学术传承数千年最为重要的知识载体，也是中医为中华民族繁衍昌盛发挥重要作用的历史见证。中医药典籍不仅承载着中医的学术经验，而且蕴含着中华民族优秀的思想文化，凝聚着中华民族的聪明智慧，是祖先留给我们的宝贵物质财富和精神财富。加强对中医药古籍的保护与利用，既是中医学发展的需要，也是传承中华文化的迫切要求，更是历史赋予我们的责任。

2010 年，国家中医药管理局启动了中医药古籍保护与利用能力建设项目。这既是传承中医药的重要工程，也是弘扬优秀民族文化的重要举措，不仅能够全面推进中医药的有效继承和创新发展，为维护人民健康做出贡献，也能够彰显中华民族的璀璨文化，为实现中华民族伟大复兴的中国梦作出贡献。

相信这项工作一定能造福当今，嘉惠后世，福泽绵长。

国家卫生和计划生育委员会副主任

国家中医药管理局局长

中华中医药学会会长

王国强

二〇一四年十二月

马序

新中国成立以来，党和国家高度重视中医药事业发展，重视古籍的保护、整理和研究工作。自1958年始，国务院先后成立了三届古籍整理出版规划小组，分别由齐燕铭、李一氓、匡亚明担任组长，主持制订了《整理和出版古籍十年规划（1962—1972）》《古籍整理出版规划（1982—1990）》《中国古籍整理出版十年规划和“八五”计划（1991—2000）》等，而第三次规划中医药古籍整理即纳入其中。1982年9月，卫生部下发《1982—1990年中医古籍整理出版规划》，1983年1月，中医古籍整理出版办公室正式成立，保证了中医古籍整理出版规划的实施。2002年2月，《国家古籍整理出版“十五”（2001—2005）重点规划》经新闻出版署和全国古籍整理出版规划领导小组批准，颁布实施。其后，又陆续制定了国家古籍整理出版“十一五”和“十二五”重点规划。国家财政多次立项支持中国中医科学院开展针对性中医药古籍抢救保护工作，文化部在中国中医科学院图书馆专门设立全国唯一的行业古籍保护中心，国家先后投入中医药古籍保护专项经费超过3000万元，影印抢救濒危珍、善、孤本中医古籍 1640 余种，开展了海外中医古籍目录调研和孤本回归工作。2010 年，国家财政部、国家中医药管理局安排国家公共卫生专项资金，设立了“中医药古籍保护与利用能力建设项目”，这是继 1982~1986 年第一批、第二批重要中医药古籍整理之后的又一次大规模古籍整理工程，重点整理新中国成立后未曾出版的重要古籍，目标是形成并普及规范的通行本、传世本。

为保证项目的顺利实施，项目组特别成立了专家组，承担咨询和技术指导，以及古籍出版之前的审定工作。专家组中的许多成员虽逾古稀之年，但老骥伏枥，孜孜不倦，不仅对项目进行宏观指导和质量把关，更重要的是通过古籍整理，以老带新，言传身教，培养一批中医药古籍整理研究的后备人才，促进了中医药古籍保护和研究机构建设，全面提升了我国中医药古籍保护与利用能力。

作为项目组顾问之一，我深感中医药古籍保护、抢救与整理工作的重要性和紧迫性，也深知传承中医药古籍整理经验任重而道远。令人欣慰的是，在项目实施过程中，我看到了老中青三代的紧密衔接，看到了大家的坚持和努力，看到了年轻一代的成长。相信中医药古籍整理工作的将来会越来越好，中医药学的发展会越来越好。

欣喜之余，以是为序。

中国中医科学院研究员

马继兴

二〇一四年十二月

校注说明

《医林正印》9卷，明·马兆圣编撰，初刻于明万历四十四年丙辰（1616），亦有目录书记为“丁巳”年者，为作者自刻本，今藏国家图书馆。清康熙五十八年（1719），马兆圣重孙马龙祥将家藏原版检点重印，即康熙本。1987年，江苏科技出版社出版俞志高、吴湛仁二位先生点注的简体横排本（简称“江苏本”）。

此次整理以国家图书馆所藏马氏明万历四十四年丙辰（1616）自刻本为底本，以“江苏本”为对校本。具体校注方法如下：

1. 原书为繁体竖排，今改为简体横排，并加以标点。

2. 原书中的繁体字、异体字、古字径改为规范简化字，不出校记。

3. 原书中的通假字，一律保留，并出注说明。

4. 原书中出现的明显错别字，予以径改。

5. 原书药名异写字，径改为当前通行用法，不出注。

6. 底本有缺漏而江苏本内容完整者，据江苏本补入，并出校记说明；江苏本与底本文字有出入者，出校记，但不改底本。

7. 原书作“十卷”，今依丛书体例，将原书卷一“序文”“凡例”“目录”置于卷首，原书第二卷提前作第一卷，其余各卷依次提前，共为9卷。

8. 原书“凡例”每段之前有“一”用于起首，表示凡例之一条，今径删。

9. 原书目录与正文多有不符，今据正文重新整理目录，不出校记。

10. 原书“肩背痛”“臂痛”“梅核气”三节证治与方剂皆置卷十（今卷九）中，与全书体例不符。今依例将证治置于卷四，方剂置于卷九。

11. 原目录卷六（今卷五）“日用药性反忌方产炮制略”，只有标题而无药名，为使读者查检方便，今将药名一一列出。

12. 凡原书引用中医经典及前贤著作与今本字句有较大不同者，据今通行本校正并出校记。

13. 原书每卷卷首有“海虞马兆圣瑞伯父辑”“友人张应遴选卿父、唐万年台明父、门人王之宾臣之父同校”等字样，今一并删去。

陈　序[1]

语曰："服习众神，巧者不过习者之门[2]。"贵习也。余从弟[3]之倩[4]，为马瑞伯氏，以儒英[5]攻儒业，而间以其暇习轩岐之言，则遂精于轩岐言，日投甓[6]而应四方不暇也。君乃汇萃为书，以应求者，名曰《医林正印》。予尝得而读之，首列诸证，继备诸方剂，继又详其所宜趋避之法，种种备具，言言精确。盖君年最少，得法最老。某某氏本医也，病热，众哗曰："泄之。"君谓宜汗，汗之霍然愈。某某患似中风，君诊之曰："此不可以发散剂也。"饮以参苓愈。盖君精于法，而最得法外之巧，犹之淮阴驱市人战、陈船欲渡而伏兵以胜之之说也[7]。君可谓神医矣！今天下之治方术者日繁，而皆不甚轨于君。君

---

① 陈序：原作"医林正印序"，据落款改。

② 服习众……习者之门："服习众神"，桓谭《新论·道赋》作"伏习象神"，"伏"当为"服"。服习，谓反复练习。"众"当为"象"字形近之讹。象神，谓通达神妙。二句意为，通过反复练习，技艺就能出神入化，连天生就有好本领的人也不敢到其门前炫耀。

③ 从弟：堂弟。

④ 倩：女婿。

⑤ 儒英：饱学的儒士。

⑥ 投甓（pì 僻）：甓，砖。喻诊务繁忙。《晋书·陶侃传》："侃在州无事，辄朝运百甓于斋外，暮运于斋内。"

⑦ 犹之淮阴……之说也：皆淮阴侯韩信故事，见《史记·淮阴侯列传》。前者指公元前204年，韩信背水列阵，以少胜多，击破赵王之事。后者指公元前205年，韩信避实就虚、出其不意攻占安邑、生擒魏王豹之事。此比喻马兆圣治病不拘成法，往往显奇效。

之法，率如举火取影①，以锥画沙②，有肖③必神，无微不烛者也。不知者间或少④之，曰："未尽得其意。"夫意者，君自用之，众安得貌揣⑤也？吴廷诏之为太医令也，饮冯相以甘豆汤而应手立瘥⑥。李道念有冷疾，褚澄取苏一升，服之而积苦以平⑦。何者？对证处方，若取水于方诸⑧，而得火于明燧⑨也，手之所至，疾斯去矣。君之愈疾如是矣。君性疏通⑩，叩之者多得之，意言象数⑪之表，以故神明如淳于意，敏妙如华敷⑫，奇矫卓绝如甄权⑬辈。盖手之所至，意与俱焉，意之所至，法

---

① 举火取影：皮影戏用烛火照亮以观影子之动。比喻不拘前人成法，而得其神似。

② 以锥画沙：以锥子划沙，起止无迹，具有书迹圆浑的效果。比喻马兆圣医道功力深厚，圆融变通。

③ 肖：相似。

④ 少：轻视。

⑤ 貌揣：表面揣度。

⑥ 吴廷诏……应手立瘥："诏"当作"绍"。吴廷绍，五代时南唐医生，精于医术，尝为太医令。据《十国春秋》载，宰相冯延巳患脑痛病，进甘豆汤，药到病除。

⑦ 李道念……积苦以平：褚澄（？－483）字彦道，南朝宋国阳翟（今河南禹县）人，医术高明，著有《褚氏遗书》。据本书丁介《跋》，民有李道念，得冷疾五年，澄谓其多食鸡蛋所致，煮苏一斗服之而愈。

⑧ 方诸：古代在月下承露取水的器具。《淮南子·览冥训》："夫阳燧取火于日，方诸取露于月。"

⑨ 明燧：即"阳燧"，古代利用日光取火的凹面铜镜。

⑩ 疏通：博学通达。

⑪ 意言象数：为邵雍研究《周易》之着眼点。意指意蕴，言指语言，象指卦象、爻象，数指阴阳数、爻数。参见邵雍《皇极经世书·观物内篇》。

⑫ 华敷：即华佗，一名敷。

⑬ 甄权：隋唐年间著名针灸医家。

随备焉，宜其所疗，若有神造，远近归之无间也。锡玄子[①]曰：往余在三巴[②]，有意觅一工巧士，屡不可得，况其圣神者乎？幸遇瑞伯，不出余姻，宁直家幸，无亦桑梓[③]之福也欤！今是编且行矣，诸君以书读之，不若以意读之，步其法，不胶于法，使人谓东垣诸公之法，再见于吴下[④]。若是，信于医林有光矣！其为吾党[⑤]之幸又将何如？

万历丙辰季冬虞山[⑥]陈禹谟锡玄甫撰

---

① 锡玄子：即陈禹谟（1548－1618），字锡玄，江苏常熟人。万历年间举人，历仕南京国子监学正、四川按察司佥事、贵州布政使。著有《广滑稽》36卷。

② 三巴：古地名。巴郡、巴东、巴西的合称。即今四川嘉陵江和綦江流域以东的大部地区。

③ 桑梓：古人常喜在家屋旁栽种桑树和梓树，后人因以“桑梓”代指故乡。

④ 吴下：吴地。以苏州为中心的四周各县。

⑤ 党：古代地方组织，以五百家为一党。此指乡里。

⑥ 虞山：江苏省常熟市境内的一座山，此指常熟。

钱　序[1]

余邑缪仲淳[2]，雅[3]负绝学，其于医家，原本《三坟书》[4]，以为指要。所著《本草》[5]《主治》《互证》诸篇[6]，皆奥博非凡，所知而独称其门人张子选卿、马子瑞伯，以为能明其意。仲淳避地[7]居下若[8]，瑞伯亦徙之曲阿[9]，独选卿在虞山耳。瑞伯去曲阿未几，持所著《医林正印》示余。盖自金匮玉板[10]以来，迄于东垣、元礼诸家，无所不揽，采而折衷，以师门[11]之指授，其于班氏[12]所叙医经、经方两家之旨，盖裕如[13]也。瑞伯

---

① 钱序：原作“医林正印序”，据落款改。

② 缪仲淳：即缪希雍（1546－1627?），字仲淳，号慕台，江苏常熟人。明代著名医家，人称“虞山儒医”。主要著作有《神农本草经疏》和《先醒斋医学广笔记》。

③ 雅：平素。

④ 三坟书：传说中我国最古老的书籍。其说不一。今存《三坟书》，分《山坟》《气坟》《形坟》，即《连山》（伏羲作）《归藏》（神农作）《乾坤》（黄帝作）。

⑤ 《本草》：指《神农本草经疏》。

⑥ 《主治》《互证》诸篇：缪仲淳《神农本草经疏》于每一药解后有“主治参互”一篇，故《主治》《互证》疑即“主治参互”，非另有二书。

⑦ 避地：谓迁地以避灾祸。

⑧ 下若：地名，在今浙江省长兴县境内。

⑨ 曲阿：地名，战国时楚名“云阳邑”，秦统一后改名“曲阿县”，即今江苏省丹阳市。

⑩ 金匮玉板：指古代珍贵医籍。金匮，铜制的柜，古时用以收藏文献或文物；“玉板”亦作“玉版”，古代用以刻字的玉片。

⑪ 师门：指其师缪希雍。

⑫ 班氏：指东汉班固，著有《汉书》，其中《艺文志》收有“医经”7家、“经方”11家。

⑬ 裕如：从容自如。此谓掌握颇多。

之用心，良已苦矣！吾闻之：古之医者，论病以及国，原诊以知政。故曰：上医医国，其次疾人，皆医官也。瑞伯生长虞山，亦尝原论其诊病否耶？炎州之枭，长而食母[1]；中山之狼，免而噬人[2]。盖不知何自有一二遗种于兹邑，见者或以为固然，此其病岂易疗耶？《三坟》不云乎：病正四百四，此属何病？药正三百六十五，此当何药？乱时不植，气乱作疠[3]，时与气当复何纪耶？上古圣人之教下也，皆谓之虚邪贼风，避之有时，今避之无时矣。毒药不能治内，针石不能治外。移精变气，古称祝由。祝由，南方之神也[4]，今将听于神耶？瑞伯无意于医国则已，瑞伯而有意于医国，未有置乡国不疗，而疗天下者也。虽然，古有举国病狂，而一人独醒者，举国之人胥[5]以为狂也。执而灸焫焉，肤肉灼烂，终不能自明也。瑞伯将以一人疗一国，彼亦将以一国疗一人，瑞伯能无虞灸焫乎？子之先生，能读《三坟》之书。《三坟》以山、气、形为别，其言无所不通，或

---

① 炎州之枭长而食母：北齐·刘昼《新论·贪爱》："炎州有鸟，其名曰枭，伛伏其子，百日而长，羽翼既成，食母而飞。"炎州，旧地名，在今四川茂县一带。

② 中山之狼免而噬人：免，谓得救免死；噬，咬。明·马中锡著寓言《中山狼传》，记赵简子在中山打猎，一狼中箭逃命，东郭先生救之，既而狼反欲食东郭先生。后用"中山狼"比喻恩将仇报、没有良心的人。

③ 乱时不植气乱作疠：谓节令与气候紊乱，给人们带来疫疠。《古三坟·气坟》："时正惟四，乱时不植。气正惟和，气乱作疠。"

④ 祝由南方之神也：《素问》林亿新校正引全元起注云："祝由，南方神。"是以"由"为"融"之假字，"祝由"即"祝融"。传说祝融为帝喾时火官，后尊为火神，火主南方，故曰南方之神。

⑤ 胥（xū 须）：全都。

有不尽于医家者。瑞伯无狃①于是书，归而谋诸选卿。以余言质②仲淳以为何如也？

丁巳春三月虞山里人钱谦益③撰

① 狃（niǔ 扭）：拘泥。

② 质：请教。

③ 钱谦益：（1582—1664），字受之，号牧斋，苏州府常熟县（今江苏常熟市）人。明末文坛领袖，与吴伟业、龚鼎孳并称为江左三大家。泛览史学、佛学，著有《初学集》《列朝诗集》等。

自　序

余家世能医，因各售儒①，弗以医名。余少承先君子②业，十余岁搦管③为举子家言，稍有端绪。年十五，忽抱危疾，郡邑老医皆为袖手。遂废举子业，尽发先世所藏岐黄诸书，搜其旨，日夜探索，不减季子揣摩状④。始知病之变化，擢⑤发难悉，洵在可解不可解之间。时余友选卿张君，少从先君子游场屋⑥，素精医，旁搜广订，志在不遗。乃相与扬搉⑦旨趣，不觉耳目一新，悟病之变化，一言可蔽，病亦寻解。复恋呫哔⑧前业，竟其事，而事变更起，终复蹉跎，扼腕无聊⑨，旧疾仍作。兼以细君⑩姊妹沉疴问苦，拯危不遑⑪宁处。先君子悯而谓余

---

① 售儒：以儒学为业。售，推行。

② 先君子：对已故父亲的称呼。

③ 搦管：执笔为文。

④ 季子：指苏秦，战国时期著名的纵横家。游说秦失败，乃归家苦读太公《阴符》，每逢困乏欲睡，便用锥自刺其股，此即成语“悬梁刺股”中“刺股”的由来。据《战国策》载，撰有《揣》《摩》二书。

⑤ 擢：拔。

⑥ 场屋：科举考试的场所。

⑦ 扬搉（què 确）：亦作“扬榷”。商榷，评论。《宋史·张观传》：“诚愿陛下听断之暇，宴息之余，体貌大臣，以之扬榷。”

⑧ 呫哔（chānbì 掺必）：亦作“呫毕”，犹“佔毕”。后泛称诵读。明·李贽《王龙溪先生告文》：“先生以言教天下，而学者每呫哔其语言，以为先生之妙若斯也，而不知其糟粕也，先生不贵也。”

⑨ 无聊：犹无奈。

⑩ 细君：妻子的代称。

⑪ 遑：闲暇。

曰：是固天耶！父析薪，子弗克负荷①，料不得一当以竟先业。昔以名医当宰相者，岂以取资②当世？盖亦穷三才之原，极五行之化，足以补调燮之功，不愧儒者实修耳。驭神驭气之妙术，不出喜怒哀乐之得中，斯言信矣。于是壹意专攻医业。第离索③已久，苦难深入。乙巳秋，得从缪先生仲淳游。先生解悟玄宗④，接引无类，因为余指示医传，存乎心悟。余得呕心从事，更有悟门。乃知病之变化，向云擢发难悉，一言可蔽者，尤是梦中说梦耳。天人相通，真邪并乱，变化之机捷于转盻⑤，吾其与阴阳人事之微始终而已矣！数年以来，诠次⑥诸病，定成方论十卷，一皆博采群书，附以己见，即不敢谓言言证谛⑦，而入门由此，或可不失足歧途矣，因名之曰《医林正印》。久欲布传，独以遭遇不辰⑧，空复岁月。客岁⑨仲春，姜大参养冲先生馆余五亩园中，因其山庄静僻，校讹订遗，前功乃竟，始以付之剞劂⑩。知我罪我，是在四方同志者。

时万历丙辰冬月海虞⑪遇丹道人马兆圣书于五亩园之玄关

---

① 父析薪……负荷：《左传·昭公七年》："古人有言曰：'其父析薪，其子弗克负荷。'"原指父亲劈柴，儿子不能背动。此谓子不能继承父业。

② 资：凭借，助益。

③ 离索：本指离群索居。此谓脱离医学。

④ 玄宗：此指医学的深奥旨意。

⑤ 转盻（xì 细）：转眼。喻时间短促。

⑥ 诠次：选择和编次。

⑦ 证谛：真谛。

⑧ 不辰：谓不得其时。

⑨ 客岁：去年。

⑩ 剞劂（jī jué 基掘）：刻印。

⑪ 海虞：今属江苏常熟市北。

凡　例

医书汗牛充栋，古来贤圣述作，代不乏人。第人多立异，论不归一，凡入门之士，莫知所适从。余故覃思①殚精，上自《素书》②，以及汉、晋、宋、元诸名家言，无不究观得失，综核异同，汇而辑之。已将大证、小证，分列先后次序，编次明白，每一病，必详开治例条款，穷极病变，无有遁情，使观者一览洞然，知所印正。斯作是书意也。

向来诸书，多以病与方相混，不便检阅。今于治例中，但开何方主之，于方册中具方，则观者免寻索之烦矣。

方册所载古方，俱细心择取，存其近理可用者。复校定分两，精注服法。盖因治例以定方，非执方以合治例也。后人但量人之强弱，病之标本，斟酌用之，无不合矣。

凡有一方兼治几病者，俱于方册目录下，细注何方见何门，后不复赘，观者一检之了如也。

伤寒原与杂病不同，治之少瘥，死生反掌，别有颛③刻，兹不赘及。

除六淫病外，皆可谓之内伤，已自散见诸证，详阅自可类推，何必专指饮食劳倦而言。故不另立内伤名色，寒热亦然。

药性修治法，诸书混开于方下，观者反忽略不检。今于卷

① 覃（tán 谈）思：深思。

② 《素书》：相传为黄石公授张良之书。此处当指《素问》。

③ 颛（zhuān 砖）：通“专”，专门。《史记·陈涉世家》：“客愚无知，颛妄言，轻威。”

六，先将各药修制定法，详开明白。凡用方者，必于此卷查明，则用一药，即得一药之效矣。

目 录

卷 一

中风 …… 一
伤风 …… 六
中寒 …… 六
诸暑 …… 七
诸湿 …… 九
伤燥 …… 一〇
诸火 …… 一一
诸气 …… 一三
中气 …… 一五
诸郁 …… 一五
痰症 …… 一七
诸饮 …… 二〇
哮 …… 二一
喘 …… 二二
咳嗽附肺痿、肺痈 …… 二四

卷 二

霍乱 …… 三一
呕吐 …… 三三
噎膈 …… 三六
嗳气 …… 三九
嘈杂 …… 三九
呃逆 …… 四一
伤饮食 …… 四二
吞酸吐酸 …… 四四
痞 …… 四五
疟疾 …… 四七
泄泻附交肠 …… 五一
痢疾 …… 五三
黄疸 …… 五九
水肿 …… 六二
胀满 …… 六七
积聚 …… 七二

卷 三

虚劳 …… 七五
尸注 …… 七九
血症 …… 八〇
遗精 …… 八五
便浊 …… 八七
遗溺 …… 八八
淋闭 …… 八九
三消 …… 九一
眩运 …… 九三

诸汗 …… 九四
短气 …… 九五
惊悸 …… 九六
痉症 …… 九八
痫症 …… 九九
癫狂附邪祟 …… 一〇〇
健忘 …… 一〇一
虚烦 …… 一〇二
不寐 …… 一〇二

卷　四

头痛 …… 一〇四
面症 …… 一〇七
眼症 …… 一〇九
耳症 …… 一一〇
鼻症 …… 一一一
口症 …… 一一三
齿症 …… 一一三
舌症 …… 一一四
唇症 …… 一一五
咽喉 …… 一一六
肩背痛 …… 一一八
臂痛 …… 一一九
梅核气 …… 一一九
心痛 …… 一一九
胃脘痛 …… 一二〇
腹痛 …… 一二一
胁痛 …… 一二三
腰痛 …… 一二四
痹症 …… 一二六
痿症 …… 一二七
厥症 …… 一二八
疠风 …… 一二九
大便秘 …… 一三〇
脱肛 …… 一三一
肠鸣 …… 一三一
虫症 …… 一三二
前阴诸疾 …… 一三二
疝症 …… 一三三
脚气 …… 一三五

卷　五

日用药性反忌方产炮制略
…… 一三七
人参 …… 一三七
沙参 …… 一三七
天门冬 …… 一三七
麦门冬 …… 一三七
生地黄 …… 一三七
熟地黄 …… 一三七
白术 …… 一三七
苍术 …… 一三七
黄芪 …… 一三七
甘草 …… 一三七

甘菊花 ……………… 一三七
石菖蒲 ……………… 一三七
远志 ………………… 一三七
薯蓣 ………………… 一三七
北五味子 …………… 一三八
肉苁蓉 ……………… 一三八
锁阳 ………………… 一三八
菟丝子 ……………… 一三八
牛膝 ………………… 一三八
薏苡仁 ……………… 一三八
石斛 ………………… 一三八
巴戟天 ……………… 一三八
补骨脂 ……………… 一三八
芎䓖 ………………… 一三八
当归 ………………… 一三八
芍药 ………………… 一三八
茺蔚子 ……………… 一三八
车前子 ……………… 一三八
蒲黄 ………………… 一三八
川续断 ……………… 一三八
决明子 ……………… 一三八
丹参 ………………… 一三八
玄参 ………………… 一三八
茅根 ………………… 一三八
艾叶 ………………… 一三九
地榆 ………………… 一三九
大小蓟 ……………… 一三九
红蓝花 ……………… 一三九
牡丹皮 ……………… 一三九
郁金 ………………… 一三九
延胡索 ……………… 一三九
香附 ………………… 一三九
柴胡 ………………… 一三九
前胡 ………………… 一三九
黄连 ………………… 一三九
胡黄连 ……………… 一三九
黄芩 ………………… 一三九
草龙胆 ……………… 一三九
防己 ………………… 一三九
葛根 ………………… 一三九
栝蒌根 ……………… 一三九
栝蒌仁 ……………… 一三九
苦参 ………………… 一三九
青黛 ………………… 一三九
茵陈 ………………… 一四〇
知母 ………………… 一四〇
贝母 ………………… 一四〇
地骨皮 ……………… 一四〇
紫菀 ………………… 一四〇
百部 ………………… 一四〇
款冬花 ……………… 一四〇
马兜铃 ……………… 一四〇
桔梗 ………………… 一四〇
芦根 ………………… 一四〇

羌活、独活 ………… 一四〇
升麻 ………………… 一四〇
细辛 ………………… 一四〇
防风 ………………… 一四〇
干姜 ………………… 一四〇
麻黄 ………………… 一四〇
白芷 ………………… 一四〇
藁本 ………………… 一四〇
天麻 ………………… 一四〇
秦艽 ………………… 一四〇
银柴胡 ……………… 一四〇
木贼草 ……………… 一四〇
附子 ………………… 一四〇
半夏 ………………… 一四一
天南星 ……………… 一四一
白附子 ……………… 一四一
何首乌 ……………… 一四一
威灵仙 ……………… 一四一
仙茅 ………………… 一四一
川萆薢 ……………… 一四一
豨莶草 ……………… 一四一
石韦 ………………… 一四一
阿魏 ………………… 一四一
木香 ………………… 一四一
茴香 ………………… 一四一
肉豆蔻 ……………… 一四一
白豆蔻 ……………… 一四一
草豆蔻 ……………… 一四一
缩砂蜜 ……………… 一四一
芦荟 ………………… 一四一
蓬莪术 ……………… 一四一
大黄 ………………… 一四一
泽泻 ………………… 一四一
旋覆花 ……………… 一四一
木通 ………………… 一四一
葶苈 ………………… 一四一
牵牛子 ……………… 一四一
泽兰 ………………… 一四二
海藻 ………………… 一四二
常山 ………………… 一四二
黍粘子 ……………… 一四二
青蒿 ………………… 一四二
百合 ………………… 一四二
紫草 ………………… 一四二
白蔹 ………………… 一四二
白及 ………………… 一四二
连翘 ………………… 一四二
谷精草 ……………… 一四二
金毛狗脊 …………… 一四二
贯众 ………………… 一四二
三棱 ………………… 一四二
草果 ………………… 一四二
川通草 ……………… 一四二
射干 ………………… 一四二

刘寄奴 ………………… 一四二
白蒺藜 ………………… 一四二
沙苑蒺藜 ……………… 一四二
桂……………………… 一四二
桂枝…………………… 一四二
槐实…………………… 一四二
槐花…………………… 一四三
侧柏叶 ………………… 一四三
茯苓…………………… 一四三
茯神…………………… 一四三
琥珀…………………… 一四三
枸杞子 ………………… 一四三
酸枣仁 ………………… 一四三
山栀子 ………………… 一四三
楮实子 ………………… 一四三
黄檗…………………… 一四三
青竹叶 ………………… 一四三
山茱萸 ………………… 一四三
五加皮 ………………… 一四三
杜仲…………………… 一四三
桑根白皮 ……………… 一四三
益智子 ………………… 一四三
蔓荆子 ………………… 一四三
辛夷…………………… 一四三
密蒙花 ………………… 一四三
沉香…………………… 一四三
藿香…………………… 一四四
乳香…………………… 一四四
槟榔…………………… 一四四
枳壳…………………… 一四四
枳实…………………… 一四四
厚朴…………………… 一四四
乌药…………………… 一四四
大腹皮 ………………… 一四四
猪苓…………………… 一四四
郁李仁 ………………… 一四四
吴茱萸 ………………… 一四四
蜀椒…………………… 一四四
干漆…………………… 一四四
川楝子 ………………… 一四四
诃黎勒 ………………… 一四四
血竭…………………… 一四四
没药…………………… 一四四
苏方木 ………………… 一四四
松节…………………… 一四四
芜荑…………………… 一四四
雷丸…………………… 一四四
椿根白皮 ……………… 一四四
竹茹…………………… 一四四
巴豆…………………… 一四五
猪牙皂角 ……………… 一四五
莱菔子………………… 一四五
白芥子 ………………… 一四五
葱头…………………… 一四五

韭…………………… 一四五
荆芥…………………… 一四五
紫苏…………………… 一四五
香薷…………………… 一四五
薄荷叶…………………… 一四五
冬瓜仁…………………… 一四五
莲肉…………………… 一四五
莲须…………………… 一四五
荷鼻…………………… 一四五
金樱子…………………… 一四五
芡实…………………… 一四五
山楂…………………… 一四五
橘皮…………………… 一四五
橘核…………………… 一四五
青皮…………………… 一四五
大枣…………………… 一四五
乌梅…………………… 一四五
桃仁…………………… 一四五
桃枭…………………… 一四五
杏仁…………………… 一四五
荔枝核…………………… 一四六
木瓜…………………… 一四六
枇杷叶…………………… 一四六
覆盆子…………………… 一四六
白扁豆…………………… 一四六
大麦蘖…………………… 一四六
谷蘖…………………… 一四六
乳小麦…………………… 一四六
神曲…………………… 一四六
淡豆豉…………………… 一四六
江西红曲…………………… 一四六
醋…………………… 一四六
丹砂…………………… 一四六
雄黄…………………… 一四六
芒硝…………………… 一四六
玄明粉…………………… 一四六
滑石…………………… 一四六
石膏…………………… 一四六
硼砂…………………… 一四六
自然铜…………………… 一四六
伏龙肝…………………… 一四七
代赭石…………………… 一四七
青礞石…………………… 一四七
赤石脂…………………… 一四七
龙骨…………………… 一四七
龙齿…………………… 一四七
虎骨…………………… 一四七
牛黄…………………… 一四七
阿胶…………………… 一四七
鹿茸…………………… 一四七
鹿角胶…………………… 一四七
麝香…………………… 一四七
犀角…………………… 一四七
羚羊角…………………… 一四七

獭肝 …………………… 一四七
蛤蚧 …………………… 一四七
石蜜 …………………… 一四七
五灵脂 ………………… 一四七
僵蚕 …………………… 一四八
全蝎 …………………… 一四八
牡蛎 …………………… 一四八
石决明 ………………… 一四八
败龟板 ………………… 一四八
鳖甲 …………………… 一四八
白花蛇 ………………… 一四八
乌梢蛇 ………………… 一四八
穿山甲 ………………… 一四八
海螵蛸 ………………… 一四八
刺猬皮 ………………… 一四八
蝉蜕 …………………… 一四八
瓦垄子 ………………… 一四八
紫河车 ………………… 一四八
人乳 …………………… 一四八
血余 …………………… 一四八
天灵盖 ………………… 一四八
童便 …………………… 一四八
人中白 ………………… 一四八

卷　六

中风 …………………… 一四九
通关散 ………………… 一四九
开关散 ………………… 一四九
稀涎散 ………………… 一四九
胜金丸 ………………… 一四九
瓜蒂散一名独圣散 …… 一四九
小续命汤 ……………… 一五〇
防风通圣散 …………… 一五〇
三化汤 ………………… 一五〇
大秦艽汤 ……………… 一五〇
十全大补汤 …………… 一五一
地黄饮子 ……………… 一五一
涤痰汤 ………………… 一五一
加味转舌膏 …………… 一五一
解语丸 ………………… 一五一
活命金丹 ……………… 一五一
牛黄清心丸 …………… 一五二
星附散 ………………… 一五二
独活散 ………………… 一五二
摧肝丸 ………………… 一五二
改容膏 ………………… 一五二
清阳汤 ………………… 一五三
秦艽升麻汤 …………… 一五三
铁弹丸 ………………… 一五三
四物汤 ………………… 一五三
二陈汤 ………………… 一五三
四君子合二陈汤即六君子汤 …………………… 一五三
参芪汤 ………………… 一五三

伤风 …………………… 一五四
芎苏饮 ………………… 一五四
十神汤 ………………… 一五四
九味羌活汤 ………… 一五四
中寒 …………………… 一五四
附子理中汤 ………… 一五四
四逆汤 ………………… 一五四
姜附汤 ………………… 一五四
当归四逆汤 ………… 一五四
中暑 …………………… 一五五
六和汤 ………………… 一五五
大顺散 ………………… 一五五
白虎汤 ………………… 一五五
清暑益气汤 ………… 一五五
补中益气汤 ………… 一五五
生脉散 ………………… 一五五
清肺汤 ………………… 一五五
天水散一名益元散，一名六一散
…………………… 一五六
黄连香薷饮 ………… 一五六
枇杷叶散 …………… 一五六
五苓散去肉桂即名四苓散
…………………… 一五六
诸湿 …………………… 一五六
羌活胜湿汤 ………… 一五六
渗湿汤 ………………… 一五六
五苓散见中暑 ……… 一五六
除风湿羌活汤 ……… 一五七
除湿汤 ………………… 一五七
平胃散 ………………… 一五七
伤燥 …………………… 一五七
滋燥养荣汤 ………… 一五七
琼脂膏 ………………… 一五七
生血润肤饮 ………… 一五七
滋荣大补地黄丸 …… 一五八
清凉饮子 …………… 一五八
诸火 …………………… 一五八
清肝汤 ………………… 一五八
正阳汤 ………………… 一五八
坎离丸 ………………… 一五八
凉膈散 ………………… 一五八
黄连解毒汤 ………… 一五九
火郁汤 ………………… 一五九
升阳散火汤 ………… 一五九
泻阴火升阳汤 ……… 一五九
诸气 …………………… 一五九
苏子降气汤 ………… 一五九
归脾汤 ………………… 一五九
升阳顺气汤 ………… 一五九
三和汤 ………………… 一六〇
治中汤 ………………… 一六〇
五积散 ………………… 一六〇
木香化滞汤 ………… 一六〇
中气 …………………… 一六〇

木香顺气汤 ………… 一六〇
诸郁 ………………… 一六〇
六郁汤 ……………… 一六〇
清气解郁汤 ………… 一六一
香砂平胃散即平胃散加香附、砂仁一倍 ………… 一六一
越鞠丸 ……………… 一六一
痰症 ………………… 一六一
三圣散 ……………… 一六一
礞石滚痰丸 ………… 一六一
霞天膏法 …………… 一六一
三味安肾丸 ………… 一六一
黑锡丹 ……………… 一六二
三生饮 ……………… 一六二
清气化痰丸 ………… 一六二
千缗汤 ……………… 一六二
神术丸 ……………… 一六二
中和丸 ……………… 一六二
清膈苍莎丸 ………… 一六二
青礞石丸 …………… 一六三
搜风化痰丸 ………… 一六三
温中化痰丸 ………… 一六三
橘半枳术丸 ………… 一六三
瓜蒌实丸 …………… 一六三
诸饮 ………………… 一六三
十枣饮 ……………… 一六三
大青龙汤 …………… 一六四
小青龙汤 …………… 一六四
小半夏汤 …………… 一六四
苓桂术甘汤 ………… 一六四
五饮汤 ……………… 一六四
哮 …………………… 一六四
金沸草汤 …………… 一六四
葶苈散 ……………… 一六五
导水丸 ……………… 一六五
甘胆丸 ……………… 一六五
喘 …………………… 一六五
二母散 ……………… 一六五
神保丸 ……………… 一六五
大萝皂丸 …………… 一六五
导痰汤 ……………… 一六六
理中丸 ……………… 一六六
麻黄杏仁饮 ………… 一六六
葶枣饮 ……………… 一六六
四七汤 ……………… 一六六
桔梗汤 ……………… 一六六
四磨汤 ……………… 一六六
华盖散 ……………… 一六六
秘传麻黄汤 ………… 一六七
咳嗽 ………………… 一六七
桂枝汤 ……………… 一六七
芦吸散 ……………… 一六七
宁嗽化痰汤 ………… 一六七
三拗汤 ……………… 一六七

清咽宁嗽汤 …………… 一六七
白术汤 …………………… 一六七
不换金正气散 ………… 一六八
薄荷煎 …………………… 一六八
消风散 …………………… 一六八
小柴胡汤 ……………… 一六八
理中汤 …………………… 一六八
八风散 …………………… 一六八
辰砂化痰丸 …………… 一六九
参苏饮 …………………… 一六九
玉壶丸 …………………… 一六九
坠痰丸 …………………… 一六九
粉黛散 …………………… 一六九
小陷胸汤 ……………… 一六九
半夏温肺汤 …………… 一六九
丁香半夏丸 …………… 一七〇
温胃化痰丸 …………… 一七〇
清金化痰汤 …………… 一七〇
滋阴降火汤 …………… 一七〇
噙化丸 …………………… 一七〇
青金丹 …………………… 一七〇
宁嗽琼玉丸 …………… 一七一
润肺丸 …………………… 一七一
泻白散 …………………… 一七一
诃黎丸 …………………… 一七一
肾气丸一名六味地黄丸 …………………… 一七一
润肺散 …………………… 一七一
清音丸 …………………… 一七一
橄榄丸 …………………… 一七二
安肾丸 …………………… 一七二
劫劳散 …………………… 一七二
调中益气汤 …………… 一七二
人参清肺饮 …………… 一七二
青金丸 …………………… 一七二
葶苈散 …………………… 一七二
加味三补丸 …………… 一七二
香附瓜蒌青黛丸 ……… 一七三
瓜连丸 …………………… 一七三
紫菀饮 …………………… 一七三
三白汤 …………………… 一七三
肺痿 …………………… 一七三
生姜甘草汤 …………… 一七三
甘草干姜汤 …………… 一七三
肺痈 …………………… 一七四
千金内补散 …………… 一七四

卷　七

霍乱 …………………… 一七五
香薷饮 …………………… 一七五
藿香正气散 …………… 一七五
止渴汤 …………………… 一七五
缩脾饮 …………………… 一七五
黄连丸 …………………… 一七五

止血汤 ………………… 一七五
小麦门冬汤 ………… 一七六
人参白术散 ………… 一七六
呕吐 ……………………… 一七六
七气汤 ………………… 一七六
荆黄汤 ………………… 一七六
紫沉丸 ………………… 一七六
木香匀气散 ………… 一七六
竹叶石膏汤 ………… 一七七
大柴胡汤 …………… 一七七
丁香安胃汤 ………… 一七七
橘皮竹茹汤 ………… 一七七
胃苓汤 ………………… 一七七
新法半夏汤 ………… 一七七
四味藿香汤 ………… 一七七
增半汤 ………………… 一七八
灵砂丹 ………………… 一七八
八味平胃散 ………… 一七八
养正丹 ………………… 一七八
半硫丸 ………………… 一七八
人参汤 ………………… 一七八
乌梅丸 ………………… 一七九
葛花解酲汤 ………… 一七九
噎膈 ……………………… 一七九
抵当丸 ………………… 一七九
香砂宽中汤 ………… 一七九
补气运脾汤 ………… 一七九
竹皮饮 ………………… 一七九
滋阴清膈散 ………… 一八〇
丁香透膈汤 ………… 一八〇
五膈宽中散 ………… 一八〇
谷神嘉禾散 ………… 一八〇
涤痰丸 ………………… 一八〇
厚朴丸 ………………… 一八〇
滋血润肠汤 ………… 一八一
人参利膈丸 ………… 一八一
噫气 ……………………… 一八一
润下丸 ………………… 一八一
萸连丸 ………………… 一八一
保和丸 ………………… 一八一
枳壳散 ………………… 一八一
匀气丸 ………………… 一八二
嘈杂 ……………………… 一八二
枳术丸 ………………… 一八二
曲术丸 ………………… 一八二
软石膏丸 …………… 一八二
祛痰火丸 …………… 一八二
导痰丸 ………………… 一八二
呃逆 ……………………… 一八三
参术汤 ………………… 一八三
大补阴丸 …………… 一八三
芩连二陈汤 ………… 一八三
桃仁承气汤 ………… 一八三
木香和中丸 ………… 一八三

伤饮食 …………………… 一八三
木香槟榔丸 ………… 一八三
养脾丸 ………………… 一八四
吞酸吐酸 ……………… 一八四
咽醋丸 ………………… 一八四
干姜丸 ………………… 一八四
四味萸连丸 ………… 一八四
痞 ……………………… 一八四
枳实消痞丸 ………… 一八四
枳梗二陈汤 ………… 一八四
黄连消痞丸 ………… 一八四
三黄泻心汤 ………… 一八五
大消痞丸 …………… 一八五
仲景泻心汤 ………… 一八五
枳壳桔梗汤 ………… 一八五
流气饮 ………………… 一八五
顺气消痞丸 ………… 一八五
半夏枳术丸 ………… 一八六
黄芩利膈丸 ………… 一八六
疟疾 …………………… 一八六
败毒散 ………………… 一八八
四兽饮 ………………… 一八八
常山饮 ………………… 一八八
清脾饮 ………………… 一八八
养胃二陈汤 ………… 一八八
柴苓汤 ………………… 一八九
芎归鳖甲散 ………… 一八九
五积交加散 ………… 一八九
辟邪丹 ………………… 一八九
斩鬼丹 ………………… 一八九
鳖甲丸 ………………… 一八九
疟母丸 ………………… 一八九
穿山甲丸 …………… 一九〇
芫花消癖丸 ………… 一九〇
异功散 ………………… 一九〇
十味香薷饮 ………… 一九〇
泄泻 …………………… 一九〇
苍防汤 ………………… 一九〇
胃风汤 ………………… 一九〇
四柱散 ………………… 一九〇
薷苓汤 ………………… 一九一
桂苓甘露饮 ………… 一九一
黄芩汤 ………………… 一九一
快脾丸 ………………… 一九一
八柱散 ………………… 一九一
脾肾双补丸 ………… 一九一
四神丸 ………………… 一九二
当归厚朴汤 ………… 一九二
熟料五积散 ………… 一九二
痢疾 …………………… 一九二
承气汤 ………………… 一九二
芍药汤 ………………… 一九二
四神治痢丸 ………… 一九二
羌活汤 ………………… 一九三

芍药黄芩汤 ………… 一九三
仲景建中汤 ………… 一九三
当归和血饮 ………… 一九三
升阳除湿防风汤 …… 一九三
生犀角丸 …………… 一九三
犀角散 ……………… 一九三
犀角地黄汤 ………… 一九三
阿胶梅连丸 ………… 一九三
驻车丸 ……………… 一九四
蒨莲饮 ……………… 一九四
茜根丸 ……………… 一九四
独活寄生汤 ………… 一九四
虎骨四斤丸 ………… 一九四
黄疸 ………………… 一九五
桂枝加黄芪汤 ……… 一九五
茵陈汤 ……………… 一九五
谷疸丸 ……………… 一九五
茯苓茵陈栀子汤 …… 一九五
红丸子 ……………… 一九五
葛根汤 ……………… 一九五
东垣肾疸汤 ………… 一九六
滑石散 ……………… 一九六
茵陈五苓散 ………… 一九六
参术健脾汤 ………… 一九六
栀子大黄汤 ………… 一九六
茵陈附子干姜汤 …… 一九六
补中汤 ……………… 一九六
小温中丸 …………… 一九七
大温中丸 …………… 一九七
暖中丸 ……………… 一九七
枣矾丸 ……………… 一九七
水肿 ………………… 一九七
五皮饮 ……………… 一九七
四磨饮 ……………… 一九七
疏凿饮子 …………… 一九七
木香流气饮 ………… 一九八
神助丸 ……………… 一九八
防己茯苓汤 ………… 一九八
葶苈丸 ……………… 一九八
四制枳壳丸 ………… 一九八
晞露丸 ……………… 一九八
见晛丸 ……………… 一九九
和血通经汤 ………… 一九九
分气紫苏饮 ………… 一九九
消风败毒饮 ………… 一九九
人参平肺散 ………… 一九九
滋阴丸 ……………… 二〇〇
防己汤 ……………… 二〇〇
胀满 ………………… 二〇〇
禹余粮丸 …………… 二〇〇
木香塌气丸 ………… 二〇〇
沉香交泰丸 ………… 二〇〇
鸡矢醴 ……………… 二〇一
大异香散 …………… 二〇一

热胀分消丸 …………… 二〇一
香砂调中汤 …………… 二〇一
广茂溃坚汤 …………… 二〇一
当归活血汤 …………… 二〇二
枳壳散 ………………… 二〇二
三和散 ………………… 二〇二
夺命丹 ………………… 二〇二
积聚 ………………… 二〇二
石碱丸 ………………… 二〇二
白芥丸 ………………… 二〇二
活血丹 ………………… 二〇三
香棱丸 ………………… 二〇三
大七气汤 ……………… 二〇三
肥气丸 ………………… 二〇三
息奔丸 ………………… 二〇三
伏梁丸 ………………… 二〇四
痞气丸 ………………… 二〇四
奔豚丸 ………………… 二〇四
散聚汤 ………………… 二〇四
十味大七气汤 ………… 二〇四
沉香降气散 …………… 二〇四

卷 八

虚劳 ………………… 二〇五
五蒸汤 ………………… 二〇五
补阴丸 ………………… 二〇五
大黄䗪虫丸 …………… 二〇五
续断汤 ………………… 二〇五
羚羊角散 ……………… 二〇六
远志饮子 ……………… 二〇六
酸枣仁汤 ……………… 二〇六
黄芩汤 ………………… 二〇六
白术汤 ………………… 二〇六
大健脾饮 ……………… 二〇六
小甘露饮 ……………… 二〇六
温肺汤 ………………… 二〇七
二母汤 ………………… 二〇七
羊肾丸 ………………… 二〇七
地黄汤 ………………… 二〇七
参术调中汤 …………… 二〇七
双和汤 ………………… 二〇七
八物汤 ………………… 二〇七
天王补心丹 …………… 二〇八
参苓白术散 …………… 二〇八
益胃汤 ………………… 二〇八
加味虎潜丸 …………… 二〇八
桂枝加龙骨牡蛎汤…… 二〇八
滋阴大补丸 …………… 二〇八
尸注 ………………… 二〇九
天灵盖散 ……………… 二〇九
獭肝散 ………………… 二〇九
血症 ………………… 二〇九
茅花汤 ………………… 二〇九
止衄散 ………………… 二〇九

消风散 ………………… 二一〇
清胃散 ………………… 二一〇
甘露饮 ………………… 二一〇
柴胡清肝散 ………… 二一〇
补肺汤 ………………… 二一〇
白扁豆散 …………… 二一〇
茯苓补心汤 ………… 二一〇
大蓟散 ………………… 二一一
黑神散 ………………… 二一一
小乌沉汤 …………… 二一一
发灰散 ………………… 二一一
结阴丹 ………………… 二一一
脏连丸 ………………… 二一一
连蒲散 ………………… 二一二
芎归丸 ………………… 二一二
升阳除湿和血汤 …… 二一二
凉血地黄汤 ………… 二一二
益智和中汤 ………… 二一二
赤小豆当归散 ……… 二一二
黄土汤 ………………… 二一二
遗精 …………………… 二一三
固阳丸 ………………… 二一三
玉华丸 ………………… 二一三
正元饮 ………………… 二一三
鹿茸丸 ………………… 二一三
山药丸 ………………… 二一三
固元丸 ………………… 二一四
远志丸 ………………… 二一四
茯神汤 ………………… 二一四
沉香和中丸 ………… 二一四
导赤散 ………………… 二一四
清心丸 ………………… 二一四
苍朴二陈汤 ………… 二一四
朱砂辟邪丹 ………… 二一四
便浊 …………………… 二一五
内补鹿茸丸 ………… 二一五
茯菟丸 ………………… 二一五
芡实丸 ………………… 二一五
珍珠粉丸 …………… 二一五
治浊固本丸 ………… 二一五
清心莲子饮 ………… 二一六
瑞莲丸 ………………… 二一六
遗溺 …………………… 二一六
家韭子丸 …………… 二一六
菟丝子丸 …………… 二一六
八味丸 ………………… 二一六
淋闭 …………………… 二一七
滋肾丸 ………………… 二一七
瞿麦汤 ………………… 二一七
石韦散 ………………… 二一七
导赤散 ………………… 二一七
五淋散 ………………… 二一七
牛膝膏 ………………… 二一七
神效琥珀散 ………… 二一七

鳖甲散 …………………… 二一八
海金沙散 ………………… 二一八
茯苓丸 …………………… 二一八
羚羊角散 ………………… 二一八
安荣散 …………………… 二一八
龙胆泻肝汤 ……………… 二一八
加味逍遥散 ……………… 二一九
三消 ……………………… 二一九
钱氏白术散 ……………… 二一九
调胃承气汤 ……………… 二一九
三黄丸 …………………… 二一九
猪肚丸 …………………… 二一九
眩运 ……………………… 二一九
益气补肾汤 ……………… 二一九
七气汤 …………………… 二二〇
玉液汤 …………………… 二二〇
补肝养荣汤 ……………… 二二〇
诸汗 ……………………… 二二〇
黄芪建中汤 ……………… 二二〇
当归六黄汤 ……………… 二二〇
黄芪六一汤 ……………… 二二〇
人参固本丸 ……………… 二二〇
煮猪心法 ………………… 二二一
二妙丸 …………………… 二二一
短气 ……………………… 二二一
瓜蒌半夏薤白汤 ………… 二二一
款花补肺汤 ……………… 二二一
惊悸 ……………………… 二二一
寿星丸 …………………… 二二一
真珠母丸 ………………… 二二一
温胆汤 …………………… 二二二
十四友丸 ………………… 二二二
平补镇心丹 ……………… 二二二
琥珀养心丸 ……………… 二二二
定神汤 …………………… 二二二
茯苓饮子 ………………… 二二二
定志丸 …………………… 二二三
痉症 ……………………… 二二三
葛根汤 …………………… 二二三
桂枝加葛根汤 …………… 二二三
参归养荣汤 ……………… 二二三
养血驱风饮 ……………… 二二三
痫症 ……………………… 二二四
龙脑安神丸 ……………… 二二四
五痫丸 …………………… 二二四
犀角丸 …………………… 二二四
参朱丸 …………………… 二二四
至宝丹 …………………… 二二四
癫狂 ……………………… 二二五
牛黄泻心汤 ……………… 二二五
虚烦 ……………………… 二二五
栀子豉汤 ………………… 二二五

卷 九

头痛 ……………………… 二二六

玉真丸 ……………… 二二六
顺气和中汤 ………… 二二六
川芎当归汤 ………… 二二六
石膏散 ……………… 二二六
荆芥散 ……………… 二二六
半夏白术天麻汤 …… 二二六
羌活散风汤 ………… 二二七
大川芎丸 …………… 二二七
羌活汤 ……………… 二二七
神圣散 ……………… 二二七
菊花散 ……………… 二二七
茶调散 ……………… 二二七
清上泻火汤 ………… 二二七
羌活附子汤 ………… 二二八
透顶散 ……………… 二二八
普济消毒饮子 ……… 二二八
清震汤 ……………… 二二八
生熟地黄丸 ………… 二二八
选奇汤 ……………… 二二八
红豆散 ……………… 二二九
面症 ………………… 二二九
犀角升麻汤 ………… 二二九
防风散火汤 ………… 二二九
升麻加黄连汤 ……… 二二九
升麻加附子汤 ……… 二二九
耳症 ………………… 二二九
排风汤 ……………… 二二九
桂星散 ……………… 二二九
犀角饮子 …………… 二三〇
犀角散 ……………… 二三〇
槟榔神芎丸 ………… 二三〇
补肾丸 ……………… 二三〇
塞耳法 ……………… 二三〇
地黄丸 ……………… 二三一
黄芪丸 ……………… 二三一
黍粘子汤 …………… 二三一
流金丸 ……………… 二三一
栀子清肝散 ………… 二三一
蔓荆子汤 …………… 二三一
黄连散 ……………… 二三二
眼症 ………………… 二三二
洗肝散 ……………… 二三二
洗眼方 ……………… 二三二
羊肝丸 ……………… 二三二
复明地黄丸 ………… 二三二
治风泪眼方 ………… 二三三
点眼六圣散 ………… 二三三
鼻症 ………………… 二三三
温卫补血汤 ………… 二三三
温卫汤 ……………… 二三三
川芎石膏散 ………… 二三三
上清丸 ……………… 二三四
细辛散 ……………… 二三四
辛夷散 ……………… 二三四

防风汤 …………………… 二三四
鱼脑散 …………………… 二三四
乌犀丸 …………………… 二三四
辛夷膏 …………………… 二三五
口症 …………………… 二三五
加减甘露饮 ………… 二三五
绿袍散 …………………… 二三五
齿症 …………………… 二三五
虎潜丸 …………………… 二三五
酞鬼散 …………………… 二三六
犀角升麻汤 ………… 二三六
鹤虱散 …………………… 二三六
固牙散 …………………… 二三六
舌症 …………………… 二三六
玄参升麻汤 ………… 二三六
玄参散 …………………… 二三六
清心牛黄丸 ………… 二三七
唇症 …………………… 二三七
五福化毒丹 ………… 二三七
咽喉 …………………… 二三七
备急丹 …………………… 二三七
巴矾散即碧云散 …… 二三七
雄黄解毒丸 ………… 二三七
绛雪散 …………………… 二三八
玉钥匙 …………………… 二三八
破毒散 …………………… 二三八
加减甘桔汤 ………… 二三八
清上噙化丸 ………… 二三八
消风拔毒散 ………… 二三八
备急如圣散 ………… 二三八
解毒丹 …………………… 二三九
硼砂散 …………………… 二三九
梅核气 …………………… 二三九
清火降气汤 ………… 二三九
心痛 …………………… 二三九
金铃子散 ………… 二三九
藁本汤 …………………… 二三九
术附汤 …………………… 二四〇
麻黄桂枝汤 ………… 二四〇
九痛丸 …………………… 二四〇
胃脘痛 …………………… 二四〇
草豆蔻丸 ………… 二四〇
煮黄丸 …………………… 二四一
玄桂丸 …………………… 二四一
祛痛散 …………………… 二四一
白螺蛳壳丸 ………… 二四一
清中汤 …………………… 二四一
腹痛 …………………… 二四二
四顺清凉饮 ………… 二四二
大黄备急丸 ………… 二四二
芎术散 …………………… 二四二
控涎丹 …………………… 二四二
小胃丹 …………………… 二四二
烧脾散 …………………… 二四二

蟠葱散 …………………… 二四三
芍药甘草汤 …………… 二四三
胁痛 ………………… 二四三
平肝饮子 ……………… 二四三
当归龙荟丸 …………… 二四三
枳壳煮散 ……………… 二四三
柴胡疏肝散 …………… 二四三
白术丸 ………………… 二四四
神保丸 ………………… 二四四
复元活血汤 …………… 二四四
推气散 ………………… 二四四
沉香导气散 …………… 二四四
腰痛 ………………… 二四四
肾气丸 ………………… 二四四
固元散 ………………… 二四五
青娥丸 ………………… 二四五
调肝散 ………………… 二四五
封髓丹 ………………… 二四五
肾着汤 ………………… 二四五
痹证 ………………… 二四五
防风汤 ………………… 二四五
蠲痹汤 ………………… 二四六
五痹汤 ………………… 二四六
当归汤 ………………… 二四六
乌头汤 ………………… 二四六
活血应痛丸 …………… 二四六
苍术复煎汤 …………… 二四七
神效黄芪汤 …………… 二四七
芍药补气汤 …………… 二四七
痿症 ………………… 二四七
清燥汤 ………………… 二四七
金刚丸 ………………… 二四七
牛膝丸 ………………… 二四七
鹿角丸 ………………… 二四八
补益丸 ………………… 二四八
肩背痛 ……………… 二四八
升麻和气饮 …………… 二四八
臂痛 ………………… 二四九
舒经汤 ………………… 二四九
厥症 ………………… 二四九
疠风 ………………… 二四九
桦皮散 ………………… 二四九
升麻汤 ………………… 二四九
醉仙散 ………………… 二五〇
通天再造散 …………… 二五〇
当归饮 ………………… 二五〇
大便秘 ……………… 二五〇
润汤丸 ………………… 二五〇
黄芪汤 ………………… 二五〇
益血润肠丸 …………… 二五一
脱肛 ………………… 二五一
参术实脾汤 …………… 二五一
参术芎归汤 …………… 二五一
收肠养血和气丸 ……… 二五一

涩肠散 …………………… 二五一
虫症 …………………… 二五二
万应丸 …………………… 二五二
化虫丸 …………………… 二五二
疝症 …………………… 二五二
寒疝 十补丸 丁香楝实丸
…………………… 二五二
水疝 金铃丸 …………………… 二五三
筋疝 木香汤 青木香丸
…………………… 二五三
血疝 当归四逆汤 桃仁
当归汤 …………………… 二五三
气疝 天台乌药散 …………………… 二五四
狐疝 蜘蛛散 …………………… 二五四
㿗疝 荔核散 济生橘核丸
…………………… 二五四
脚气 …………………… 二五五
当归拈痛汤 …………………… 二五五
校注后记 …………………… 二五七

卷　一

中　风

夫风者，善行数变，阳也。其发骤飘，有类乎火。盖风属木，木旺生火，热盛生风，有子母兼化之义焉。其为害也速而烈，其入人也淫而利。所以砭[1]肌肉，侵脏腑，贯经络，透筋骨，靡所不至。故经曰：风为百病之长。又曰：风之伤人也，为不仁，为厉风，或为脏腑之风，或为俞穴之风，或为偏枯。偏枯者，即今之所谓中风也。岐伯所谓大法有四：气血偏虚，半身不遂曰偏枯；四肢不举[2]曰风痱；肌肉不仁曰风痹；奄忽[3]不知人，舌强不语，喉中窒塞，噫噫有声曰风懿。昔人通作外感风邪主治，而东垣则谓本气病，乃分中脏、中腑、中经络，以定病之轻重浅深，诚得之矣。盖面加五色，有表证。脉浮而恶风，拘急不仁，此中腑也；唇缓失音，鼻塞耳聋，目瞀便秘，此中脏也；外无六经之证，内无便溺之阻，但肢不能举，口不能言，此中血脉，即中经也。大抵中腑多着四肢，中脏多滞九窍，中经则口眼㖞斜，半身不遂。然中经者易愈，中腑者难痊，中脏者多死。中腑以加减续命汤，调以通圣辛凉之剂；中脏者以三化汤通其滞，调以十全、四物之剂；中经以大秦艽汤，补血以养筋。是法也，专主外邪。其在西北高燥之方，的系风邪者，用之立解。若夫东南卑下之地，湿热易生，犯此病者岂可

---

① 砭：刺伤。

② 四肢不举：《备急千金要方》卷八《诸风》作“四肢不收”。

③ 奄忽：忽然。《旧唐书·刘仁轨传》：“奄忽长逝，衔恨九泉。”

同日而语哉！是以河间主于火，丹溪主于湿。盖为平日调养失宜，以致阴虚阳实，水不制火，而热气怫郁于中，遂致湿热生痰，甚至热极生风。苟或真气不足，腠理不密，邪气乘虚而入，与内火相挟，而病作焉。经曰：邪之所凑，其气必虚是也。前此合用解表，攻里，行中道，而此则当清热，消痰，降气，继以益阴补血，调养胃气为本。如见自汗恶风，或病在右体者，当兼补气，使真气内充，外证自解。此其候若同，而因绝不类，故治法不能以无异也。而五脏各有显证，经亦言之甚悉。其在肝也，人迎与左关脉浮而弦，面目多青，左胁偏痛，恶风掉摇；在心也，人迎与左寸脉洪而浮，面舌俱赤，喑不能言，翕翕发热；在脾也，人迎与右关脉浮微而迟，四肢倦怠，皮肉瞤动，身体疼痛而黄；在肺也，人迎与右寸脉浮微而短，面浮色白，口燥多喘；在肾也，人迎与左尺脉浮而滑，面耳黑色，腰脊痛引小腹，隐曲不利；在胃也，人迎与两关脉并浮而大，额上多汗，膈塞不通，食寒则泄。凡此诸证，必须勘定病因，熟察标本。若果因于外感者，先以驱邪为主，而补养次之；因于内伤者，先以补养为主，而散邪次之。全在临证变化，量轻重而处治也。

预防法

凡人有形盛气衰，常时或指节麻木，或手足酸疼，或眼吊头眩，或虚跳，或半身、周身如虫行者，此中风之渐也。法当养气血，节饮食，戒七情，远帏幕可也。切勿服风药以预防，适所以招风取中也。卫生者可不谨哉！

大抵肥人多中。盖肥人腠理致密而多郁滞，气血难以通利，一遇内火，或外邪所触，则中也。瘦人腠理疏通而汗易泄，则患中风少，而劳咳者多。盖瘦人津液少而燥热多故也。或有之者，皆由阳热太甚而郁结不通，感之而然也。

治 例

初中时，急掐人中穴能醒。或用通关散吹鼻中，得嚏可治，无嚏不可治。或以开关散擦牙，或以白梅擦牙。俟醒之后，必须审其脉证的确，而后施以药饵。药中须多佐以竹沥、姜汁，慎勿投乌、附等大热之药。如用生地辈，泥膈之剂，必须姜汁焙用。

凡痰涎壅盛者，肺邪盛也。口噤者，风涎滞而不能行也。不能言者，邪中心肺，痰涎潮塞，致心闷闭，故不能言。三者皆当用吐法，如稀涎散等。轻重审用，吐后宜各从其本以调之。

凡失音者，肾虚也，乃肾络与包络内绝不通，故喑。治以地黄饮子。

凡舌强不能语者，为邪入心脾经。盖心之别脉系于舌本，脾之脉侠[①]咽，连舌本，散舌下。今风涎入其经络，故不转而难于言也。宜涤痰汤、转舌膏、解语丸，或活命金丹主之。

凡昏冒者，痰气相抟，精神昏愦也。宜豁痰清心，如牛黄丸、活命金丹之类。

凡颤掉者，为邪入肝经，正气不守，故头招摇而四肢掉也。无热者，宜星附散，或独活散。有热者，宜摧肝丸。

凡眼上吊，不能下视者，宜灸第二椎骨、第五椎骨上各七壮，一齐下火，炷如枣核大，立愈。

凡口眼㖞斜者，邪干胃经也，亦当用灸法。目斜灸承泣，口㖞灸地仓，不效灸人迎、颊车二穴。或以酒煮桂汁，用布浸榻上，左㖞榻右，右㖞榻左。或用改容膏、鳝血等涂法。更宜

---

① 侠：通“夹”。《正字通·人部》：“侠，傍也，并也。与‘夹’通。”

以清阳汤、秦艽升麻汤合治。

凡少食者，多是气虚，宜以参、芪为君，以竹沥佐之。

凡多食者，风木胜也，盛则克脾，脾受敌，求助于食。经曰：实则梦与，虚则梦取。当泻肝木，治风安脾，脾安则食自少耳。

凡四肢拘挛者，为邪气入肝，使诸筋络挛急，屈而不伸也。宜以续命汤加减。

凡四肢缓纵不收者，为风涎散注于关节间，气不能行故也。又有所谓脾胃有虚实之论。经云：土太过，则令人四肢不举。实者宜泻湿平胃，加运气等药；虚者专于补脾健胃，宜十全散加减。

凡身体疼痛者，邪在分凑①之间也，宜铁弹丸，或蠲痹汤主之。

凡动则筋痛者，是谓筋枯，以其无血滋润筋骨也，在法为不治。

凡身痒者，经曰：诸痒为虚。血不荣肌，所以痒也。当以滋补药养阴血，血和肌润，痒不自作矣。外则浓煎盐汤洗之。

凡左半身不遂者，多是血虚与死血。法当养荣活血，兼以导痰，宜四物合二陈汤加减。

凡右半身不遂者，多是气虚与湿痰。法当补气而燥痰，宜四君子合二陈汤加减。

凡小便不利者，以自汗亡津液也。切不可以药利之，俟其热退汗止，则自行矣。

凡烦躁枯渴者，亦禁利小便，恐其津液去也。

---

① 凑：通“腠”。《文心雕龙·养气》：“使刃发如新，凑理无滞。”

凡遗尿者，亦属气虚，当浓煎参芪汤，加益智子频啜之。

凡声如鼾者，亦属气虚，多用参芪煎，加竹沥、姜汁灌之。

凡热盛生风，而为卒①仆偏枯者，以麻、桂、乌、附投之则殆。《绀珠经》②云：以火为本，以风为标，心火暴甚，肾水必衰，肺金既摧，肝木自旺。当以降心火为主，心火降，则肝木自平矣。

凡元气素虚弱，或过于劳役，或伤于嗜欲，卒然厥仆，状类中风者，手必散，口必开，当大剂参芪补之。亦有不仆，而但舌强，语塞痰拥③，口眼㖞斜，肢体不遂者，亦不可用风药，以六君子等大补之。

凡有中饮食，坐卧如常，但失音不语者，俗呼为哑风。宜小续命汤去附子，加石菖蒲治之愈。

凡产后中风者，不论口眼㖞斜，必当大补气血，然后治痰。须细查左右手，分其血气多少以治，切不可作中风正治，而用小续命汤及发表治风之药。

凡中腑、中经之病，初不宜服脑、麝等香窜之药，恐引风深入骨髓，如油入面，莫之能出也。

凡中风之脉，浮迟则吉，急疾则凶。

凡中风病，大肉脱，筋痛，发直标，头目上窜，面赤如妆，汗缀如珠，口开，手撒，眼合，遗尿，吐沫，直视，声如鼾睡，气喘，已上皆不治之证。若见一犹或可生，几证兼见，断不

---

① 卒：通“猝”。《伤寒论·序》：“卒然遭邪风之气，婴非常之疾。”

② 绀珠经：即《心印绀珠经》。2卷。明·李汤卿撰，分为原道统、推运气、明形气、评脉法、察病机、理伤寒、演治法、辨药性、十八剂等九部分。

③ 拥：通“壅”，阻塞。《三国志·夏侯尚传》：“事不拥隔。”

救矣。

伤风

风，有感，有伤，有中。感者在于皮毛之间，伤者在于肌肉之内，皆为轻可之证，属肺者多，盖肺主皮毛而先受之故也。其证必恶风，自汗，发热，头疼，鼻塞，喷嚏，清涕常流。或挟痰则咳嗽声重，挟食则胸膈不利，挟虚则头晕身倦，挟寒则无汗而筋骨疼，挟热则咳嗽浊而声哑。大抵以发散为主，随其所挟而兼治可也。

治例

凡伤风，先用解散之药，如芎苏饮、十神汤、九味羌活汤之属。

凡挟食，加山楂、陈皮、枳壳、神曲、麦芽之类，甚则枳实、青皮等。

凡挟虚，补气血为主，而兼发散之剂。

凡挟痰，二陈汤加前胡。

凡脉浮而缓，或浮而大，或阳浮阴弱，皆伤风也。

中寒

夫寒为天地杀厉之气，故见于冬，则为冰为雪，草木因之而摧败，鸟兽巢穴而潜居。气体虚弱之人，腠理疏豁，或调护失宜，仓卒感受，即发而暴，以致昏不知人，口噤失音，四肢僵直，挛急疼痛，洒洒恶寒，翕翕发热，唇青气冷，六脉皆伏，一身受邪，难分经络，此气大虚也。不急治则死，是为中之重者。其或息微身倦，发热不渴，四肢厥逆，或腹中绞痛，则为中之轻也。夫寒邪有感、有伤、有中。然中者死生呼吸之间[1]，非感、伤之比也，故另立款焉。

治　例

此证温补自解，切忌吐下。初中时，急灸丹田穴，或三五十壮，或百壮，直至手足温暖为度。醒后，急分三阴脉证治之。

凡中太阴者，中脘疼痛，宜附子理中汤；中少阴者，脉沉足冷，宜四逆汤加吴茱萸；中厥阴者，小腹疼痛，宜当归四逆汤加吴茱萸，或五味子。如阴盛烦躁，宜热药冷饮，或加凉药为引，温中散冷，补暖下元，阳气复而寒自消矣。

凡唇青极冷，厥逆无脉，舌卷囊缩者，须臾即死。

凡脉迟而紧曰寒，沉而细曰寒。

诸　暑

暑之为气，在天为热，在地为火，在人脏为心。是以暑之中人，先着于心。经曰：因于暑汗，烦则喘喝，静则多言。此着于心之证也。又曰：脉虚身热[2]，得之伤暑。又曰：暑伤气。犯之者，未有脉不微弱，人不倦怠，而甚至昏愦者。盖其伤于元气，昏冒心神之所致也。其为病则自汗，面垢，烦渴，口燥，头疼，呕哕，或吐或泻，肌肤大热而心烦，或昏迷不醒。入于肝，则眩晕项痹；入于脾，则昏睡不觉；入于肺，则喘满痿躄[3]；入于肾，则消渴引饮，脉多沉伏；入于胃，则恶心呕吐而躁渴；入于大肠，则腹痛而水泻。至伤其元气也，则四肢困

① 呼吸之间：顷刻之间。

② 脉虚身热：《素问·刺要论》作“气虚身热”。

③ 痿躄（bì 必）：下肢痿弱不能行。

倦，饮食不入；伤其分肉也，则身如针刺。盖暑一也，而有中、伤、冒之分；中一也，而有阴阳之异。受病不同，治法各异，必于临证消息①之，则庶乎其不差矣！

治　例

凡暑天行动之人，一时昏中于途中者，切不可便与冷水，并卧湿地。须移于阴凉处，急以路上热尘土，堆于其脐及丹田，作一凹，令人撒尿于其中，或以布续续蘸热汤淋脐上，则自省。

凡暑风者，亦卒然而倒，不省人事。此因痰在心膈间，遇外火炎烁，与内火相抟，激动其痰，阻碍气路而然。急用稀涎散吐之。醒后以清剂调之，如六和汤之类。

凡人避暑于深堂大厦，及恣食藏冰瓜果寒凉而得者，名曰中暑。其病必头痛，恶寒，身形拘急，肢节疼痛而烦心，肌肤大热，无汗，为房室之阴寒所遏，使周身之阳气不得伸越。此为阴证，宜大顺散主之。

凡行人或农夫，于日中劳役而得者，名曰中热。其病必苦头痛，发躁身热，恶热，扪之肌肤大热，大渴引饮，汗大泄，无气以动，乃为热伤肺气。此为阳证，宜苍术白虎汤主之。

凡暑伤元气者，宜清暑益气汤，或补中益气汤、生脉散主之。

凡暑伤分肉者，白虎加柴胡汤，气虚加人参。

凡暑伤肺，火乘金者，宜清肺汤，或柴胡天水散主之。

凡冒暑恶心吐者，胃口有痰，挟暑邪也。黄连香薷饮，或枇杷叶散。

凡冒暑腹痛水泻者，宜六和汤、五苓散。

---

①　消息：斟酌。

凡四肢末厥，身不热而冷，不渴者，寒证也。切不宜用香薷等沉冷之剂。法当补阳气为主，而佐以解暑。故先哲多用姜、桂、附子之类。此推《内经》舍时从证之法也。

凡脉虚而微，或大而散，或隐不见，皆暑病也。

诸 湿

夫湿者，地之体也。凡湿过甚，则发肿满。故长夏属土，则庶物为之隆盛。其为气也，充溢乎两间[1]，流注于四时，无处不有，无时不在。体虚之人，易于感受。或为风雨所袭，或坐卧卑湿之地，或冒山泽蒸气，或远行涉水，或汗出沾衣，或大汗当风取凉，或恣饮酒酪，过食湿热之物，以致湿邪流着，皆能为患。其为病也，注于肠胃之间，为中满，为泄利，为黄疸，为肿胀，为积饮，为浮肿，为呕吐。经曰：诸湿肿满，皆属脾土[2]。又曰：湿胜则濡泄是也。其流于筋脉之间者，为痿痹，为筋骨酸疼，为关节不利，或令人项强，或胕肿，肉如泥。经曰：地之湿气，感则害人皮肉筋脉是也。又着于肾者，则腰重痛，身如板夹，小便不利；着脾则为痰饮，令人四肢不能屈伸；入肺则喘满；入肝则胁满，筋不柔和；入皮则麻木不仁。挟寒则名寒湿，挟热则名湿热，挟风则名风湿。大抵此证，多身体重而怠惰。如兼风则一身尽痛，重着不便转侧，发热而晡剧。不得大汗之，但可微表而已。

治 例

凡湿在上，宜微汗而解。经曰：湿上甚而热，平以苦温，

---

① 两间：天地之间。

② 皆属脾土：《素问·至真要大论》作“皆属于脾”。

佐以甘辛。以汗为效而止，如羌活胜湿汤之类。然不可汗多，故不用麻黄、桂枝等剂也。

凡湿在中下，宜利小便，此淡渗利湿也，宜五苓散、渗湿汤。又云：湿在下，宜升提，除风羌活汤主之。

凡因冒雨露，或坐卧卑湿等，而湿从外入者，亦宜汗散。久则疏通渗泄之，并宜除湿汤，或羌活胜湿汤。

凡因恣食酒面醴酪等物，而湿自内生者，当实脾燥湿，二陈汤或平胃散加减。

凡湿在上下焦，皆可用苍术。至若用风药以治湿者，风能胜湿故也。

凡脉来浮而缓，湿在表；沉而缓，湿在里；或弦而缓，或浮而缓，皆风湿相抟也。

伤燥

经曰：诸涩枯涸，干劲皴揭，皆属于燥[①]。夫涩，不滑利也；枯，不滋荣也；涸，无水液也；干，不润泽也；劲，不柔和也；皴揭者，皮肤启裂也。乃属阳明燥金，大肠之气也。燥之为病，皆属阳明之化。然其能令金燥者，火也。故曰：燥万物者，莫熯乎火[②]。盖金为生水之源，为燥所侵则生化之本绝，岂能灌溉周身，营养百骸，而疾病有自来矣。然致病之由，未必皆系于此。或有用克伐之药，耗其血气，或遭吐利而亡津液，或服金石之剂，或过食辛热之物，或多啖醇厚炙煿，皆能助狂

---

① 经曰……皆属于燥：此并非《内经》原文，为金·刘完素在《素问玄机原病式》中所增。

② 燥万物者，莫熯（hàn 汉）乎火：出《周易·说卦》。熯，干燥。

火损真阴。阴中服[①]火，日渐煎熬，血液衰耗，则燥热转甚，而诸证悉生。其在外则为皮肤皴揭，在上则为口舌干燥，咽焦烦渴；在中则为水液衰少，肠胃枯涸而便难；在手足则为痿弱；在筋骨则为劲强；在脉则为细涩而微。此皆燥气之所为也。大法治以甘寒滋润之药。甘生血，寒胜热。阴得之而火杀，液得之而润生，燥气自除，源泉自降，精血上荣。如是则气血宣通，神茂色泽矣。

治 例

凡皮肤皴揭，筋燥爪干，宜滋燥养荣汤，或琼脂膏、生血润肤饮。

凡精血枯涸燥热者，宜滋荣大补地黄丸。

凡上焦积热，口、咽、鼻干燥，宜清凉饮子。

凡大便燥结者，宜通幽汤、润肠丸。

诸 火

夫太极动而生阳，静而生阴，阳动则变，阴静而合，以生五行，各具一性。而火变化莫测，故以人之心为君火而配焉。然君不得自行其令，故又立相火以代君行令。是以经曰：火有二焉，一为君火，一为相火。君火之气，经以暑热言之，而相火则以火言之者，盖表其暴悍酷烈，甚于君火也，故东垣谓之元气之贼。其性恒于动，配于肝肾二脏之间，又谓之龙雷之火。有生之后，神知[②]感动而万事出。五者之性，感物而动，经又谓之五火焉。相火易起，五火相煽，则妄动矣。火起于妄，无

---

① 服：疑为“伏”字，音近而误。

② 神知：即神智。

时不有，善行数变。其起于肝者，谓之风火；生于脾者，谓之湿火；入于肺者，谓之痰火；在于肾者，谓之消阴伏火；存于心者，谓之有余之火；散于各经，谓之浮游之火。故火者，化也莫测其机。其为病也，有虚有实。治之之法，有补有泻，有从有攻。其为病情也，有有余中不足，有不足中有余。凡火在虚无，宜和解之。入于经络，积热脏腑，久而成郁，此为有余之火，宜用苦寒泻火，辛甘之剂汗而散之。其饮食内伤，七情六欲，气盛似火，此为有余中不足，当以甘苦之剂凉而和之。阴虚火动，骨蒸潮热，此谓不足中有余，当以甘苦之剂滋阴降火。暑伤于气，气虚之病，此谓不足之火，宜以甘温之药温养，其热自退。经曰：君火正治，相火反治，此之谓也。临证者，可不求其所属乎！

治例

凡火盛者，不可骤用寒凉，恐相逆，为楚愈甚。当从其性以伐之，用温散药。经曰：轻者正治，甚者反治①。又曰：火急甚者必缓之，生甘草兼泻兼缓。

凡气有余便是火，气从左边起者，肝火也，清肝汤加龙胆草；从脐下起者，阴火也，正阳汤、坎离丸；从脚底心起入腹者，盖火起于九泉之下，虚之极也，此病十不救一。故曰阴虚火动者难治，当以四物汤加滋阴降火药治之，外以附子末津调，涂足心，以引火下行。其有壮实之人病此者，则是湿郁成热之候，不可错认以阴虚治，又当以苍术、黄柏、牛膝、防己等丸服。

---

① 轻者正治，甚者反治：《素问·至真要大论》作“逆者正治，从者反治”。

凡火证，内外皆热，口渴，日夜潮热，大小便秘结，此为实火，宜泻，凉膈散、黄连解毒汤之类。

凡发热有间，口燥不渴，此为虚火，宜补，参、术、生甘草之属。

凡色欲伤肾，阴虚火动，午后发热者，此为阴虚火，宜降，所谓补阴则火自降，炒黄柏、苄黄①之属主之。

凡郁火可发，以升散之剂发之，如火郁汤、升阳散火汤，或升阳汤之类。

凡脉来弦数无力者为虚火，实大有力者为实火。

诸　气

经云：诸痛皆因于气，百病皆生于气。夫人生之正气，与血为配，流行荣卫，生养脏腑，何病之有？人惟为五运迭侵，七情交战，则生生不息之机，于是乎窒，遂致有怒、喜、悲、恐、寒、热、惊、思、劳九气之别。甚至戕害正气，变生百病，而为胀满，为喘促，为水肿，为积聚，为疝瘕，为疼痛，为嗝噎，为呕吐，为泄痢，为厥，为痰，为秘，为淋，皆诸气之所为也。善摄生者，可弗调养乎哉！

治　例

凡怒则气逆，甚则呕血及飧泄。怒则阳气逆上，而肝木乘脾，故气逆而甚，则呕血飧泄也，宜苏子降气汤。又曰：悲可以治怒，以怆恻苦楚之言感之。

凡喜则气缓，喜则气和志达，荣卫通利，故气缓也，宜归

① 苄（hù）黄：地黄之别名。

脾汤。又曰：恐可以治喜，以迫遽[1]死亡之言怖之。

凡悲则气消，悲则心系急，肺布叶举而上焦不通，荣卫不散，热气在中，故气消也，宜升阳顺气汤。又曰：喜可以治悲，以谑浪亵狎之言娱之。

凡恐则气下，恐则精却，却则上焦闭，闭则气逆，逆则下焦胀，故气不行也，宜三和汤、补中益气汤。又曰：思可以治恐，以虑彼志此之言夺之。

凡寒则气收，寒则腠理闭，气不行，故气收也，宜治中汤加木香，或五积散。盖热可以治寒耳。

凡热则气泄，热则腠理开，荣卫通，汗大泄，故气泄也，宜黄连香薷饮、清暑益气汤。盖寒可以治热耳。

凡惊则气乱，惊则心无所倚，神无所归，虑无所定，故气乱也，宜温胆汤。又曰：习[2]可以治惊。夫惊以其忽然而遇之也。使习见习闻，何惊之有？

凡劳则气耗，劳则喘息，汗出，内外皆越，故气耗也，宜补中益气汤。又曰：逸可以治劳。

凡思则气结，思则心有所凝，神有所注，正气留而不行，故气结也，宜木香化滞汤。又曰：怒可以治思，以污辱欺罔之言触之。

凡气有虚，有实。气虚者，正气虚也，宜补；气实者，邪气实也，宜泻。

凡治气郁，多用香附、苍术、抚芎，调气用木香。然木香味辛，气能上升，如气郁而不达者固宜，若阴火冲上而用之，

---

① 迫遽：急迫。《后汉书·仲长统传》："安宁勿懈惰，有事不迫遽。"
② 习：习以为常。

则反助火邪，必用黄柏、知母，少佐以木香为妙。若气刺痛者，又当于降火药中加枳壳。然枳壳虽破滞气，大能损真气，亦须斟酌用之。

凡脉来结涩，或沉者，皆气也。

中 气

中气之证，暴怒气逆而晕倒也。七情皆能为中，因怒而中者尤多。大略与中风相似，第其脉沉而应气口，身冷而无痰涎，先用姜汁急灌，后以木香顺气汤治之，气复即苏。若是中风，则脉浮，身温，多痰可辨耳。

诸 郁

郁者，滞而不通，折而不申，皆气不和平之所致也。故曰：气血冲和，百病不生；一有怫郁，诸病生焉。又经言治五郁之法，曰达，曰发，曰夺，曰泄，曰折。而又曰：然调其气，过者折之，以其畏也。是为其气之盛衰，则当各从其性以治之，使气血流行，阴阳和畅，则何病之有哉！盖调气者，经之本旨也，而丹溪复立六郁之说，诚发前人所未发，明其郁之有内外也。又郁病多属中焦，中焦者，脾胃也，为水谷之海，法天地，生万物，为生生不息之原。东垣所谓清气、荣气、运气、卫气、春升之气，皆出于胃也。然脾胃居中州，心肺在其上，肝肾居其下，凡有六淫、七情、劳役、妄动及虚实胜克之变，四脏一有不平，则中气不得其和而先郁矣。更又有饮食失节、寒温失调，皆脾胃自受矣。所以致郁为多也。

治 例

木郁达之。达者，通畅之也。木性条直，或因忿气不申，或因胸中食塞，或因金气太过，使生发之气伏于下。吐之者，所以去其窒而遂其性也。

火郁发之。发者，汗之也，又升散之也。火性飞越，或因腠理外闭，邪热内怫，须解表以散之。或因龙火内甚，寒凉难除，当用从治之法，如东垣用升阳散火汤之类。此皆发之之谓也。

土郁夺之。夺者，攻下之也。如湿热内甚、腹胀气实者，如积滞固结、为秘不通者，有[①]非轻剂之可愈，则当攻下之，是夺之之法也。

金郁泄之。泄者，渗泄而利小便也。盖金为水之原，金受火邪则失其令，原郁而水道闭矣，治宜清金而滋其化原。又如肺气膹满，胸凭仰息[②]，非利肺金不足以疏通其气。皆泄之之法也。

水郁折之。折者，制之，抑之，渐杀其势也。如肿胀之病，阴水淫溢而为患，当实其脾土以制之，或泄其水气以抑之，使其不得泛滥，此折之之谓也。

凡气郁，胸胁胀痛不舒，脉沉而涩，宜木香顺气散，后用清郁化痰丸。又曰：宜从火治，是制其本也，当以山栀、黄连为主，而兼开郁行气之药，如香附、苍术、抚芎之类。

凡血郁，四肢无力，能食，便红，或暴吐紫血，痛处不移，脉沉或芤，宜六郁汤加桃仁、红花、当归、牡丹皮、韭汁之属行之。

---

① 有：通“又”。《易·蛊》：“终则有始，天行也。”王弼注：“终则复始，若天之行用四时也。”

② 胸凭仰息：症状名。病人托着胸部仰面太息，这是肺气壅塞的被迫动作。《素问·五常政大论》：“坚成之纪，……其病喘喝，胸凭仰息。”

凡湿郁，身体重着，或周身走痛，或关节痛，遇阴寒则发，脉沉而细，宜渗湿汤加羌活、独活、防风、萆薢、倍苍术之属。重者可用汗解，最为良法。

凡热郁，目瞀，小便赤，脉沉而数，宜清气解郁汤，或升阳散火汤。

凡痰郁，举动则喘，或时身热，不思食，而常恶心，脉沉而滑，宜二陈汤加枳实、香附、桔梗、苍术之类。

凡食郁，嗳酸，腹满，不欲食，右关脉紧盛，宜香砂平胃散加减。

凡解诸郁，通用越鞠丸，或六郁汤加减。大法以顺气为先，降火，化痰，消积，分多少治。

凡郁久而生病者，俱宜升提。如郁在中焦，当以苍术、抚芎开提其气以升之。假如食在上，气升则食自降。如痰郁火邪在下，二便不利者，二陈汤加升麻、柴胡、抚芎、防风以升发之。热郁，升阳散火汤；火郁，火郁汤主之。当看发在何经，各加引经药。

凡郁脉多沉伏。郁在上则见于寸，郁在中则见于关，郁在下则见于尺。

痰　症[1]

丹溪云：诸病寻痰火，痰火生异证。痰之为物，随气升降，无处不到，一有阻逆，身之病也。又节斋[2]云：痰属湿[3]，乃津

---

① 症：原缺，据卷六“痰症”标题补。

② 节斋：即王伦，字汝言，号节斋，浙江慈溪人，明代医家。著有《明医杂著》(1502)。

③ 痰属湿：《明医杂著》卷二作“痰属湿热”。

液所化，因风寒湿热之感，或七情饮食所伤，以致气逆液浊，变为痰饮。或吐咯上出，或凝滞胸膈，或留聚肠胃，或客于经络四肢，随气升降，通身无不到之处。在肝胆，则头面烘热，眩晕耳鸣，常奰[①]而怒；在心则怔忡惊悸，如畏人捕，梦寐恍惚，心风颠狂；在脾胃，则嗳气吞酸，嘈杂呕哕，龈浮颊肿，舌硬唇干；在肺、大肠，则喘急膹逆，咽燥嗌痛，或咯或咳，大便不匀；在肾、膀胱、三焦、命门，则为拘挛跛躄，胭腕酸软，或骨节烦疼，或眼涩口糜，或胸膈壅塞烦闷，或血随痰出，甚则或吐冷痰，或呕绿水，或倒黑汁，涌上则神浮，流下则便润。妇女患之，则经闭不通；婴儿患之，则惊痫搐搦。夫论痰之本，水也，原于肾；论痰之动，湿也，主乎脾。日久色如煤炱[②]，形如破絮，如桃胶，如蚬肉，千般怪证，莫不由之。大约治法，不过实脾燥湿。又随气而升，宜顺气为先，分导次之。故曰：善治痰者，兼治气[③]，气顺则痰利。又气升属火，顺气在于降火，盖火降则痰自除也。若热痰则清之，湿痰则燥之，风痰则散之，郁痰则开之，顽痰则软之，食积痰则消之。在上者吐之，在中者下之。中气虚者，必须固中气以运之。不然而攻之太重，恐胃气虚而痰愈盛也。临证其详审焉！

治　例

凡痰之生，多由于脾气不足，不能致精微于肺，而瘀以成。故治痰先补脾，脾复健运之常而痰自化。然停积既久，则倒流逆上，瘀浊臭秽，无所不有，此必疏决之而后可。

---

① 奰（bì 闭）：怒气冲冲。《诗·大雅·荡》：“内奰于中国，覃及鬼方。”

② 炱（tái 台）：烟尘。

③ 兼治气：《丹溪心法·痰》作“不治痰而治气”。

凡痰结在喉咙，嗽而不能出，宜化痰药中加咸能软坚之味，如瓜蒌仁、杏仁、海石、桔梗、连翘、玄明粉之类，姜汁丸，噙化服。

凡痰，脉浮者当吐，在膈上者当吐，胶固稠浊者当吐，在经络中者当吐，吐中便有发散之义。然用吐药，须先升提其气乃吐，用防风、山栀、川芎、桔梗、芽茶、生姜、虀汁之类，或瓜蒂散、三圣散。吐时须先以布束紧腰腹，而于不通风处行之。亦当相人强弱，如元气厚者乃可，否则勿轻试也。

凡痰在肠胃间者，可下而愈，礞石滚痰丸之类；在胁下者，非白芥子、竹沥、姜汁不能达；在皮里膜外者，非竹沥、姜汁不可及；在四肢者，亦非竹沥不能行。凡霞天膏，入去痰药中，行痰甚效。

凡气血亏乏，痰客中焦，闭塞清道者，宜温中燥脾为主。气虚，四君子合二陈汤；血虚，四物合二陈汤。

凡痰因阴虚肾火炎上肺燥者，宜润肺滋阴为主，二陈合四物汤，去川芎、半夏，加贝母、麦门冬、瓜蒌仁、苏子、竹茹，润而降之，或肾气丸主之。

凡阳虚肾寒，不能收摄邪水，冷痰溢上，或昏晕夜喘上气者，八味丸、三味安肾丸、黑锡丹以镇坠之。若痰热发厥者，苏子降气汤、三生饮主之。

凡劳役伤脾，中气虚而痰失升降者，补中益气汤加半夏、竹沥、姜汁。

凡热痰，火热制金，或饮食辛辣炙煿，重裀①厚服所致，清气化痰丸或滚痰丸下之。

---

① 重（chóng 虫）裀：双层的坐卧垫褥。

凡湿痰，外感湿滞，色白者，千缗汤、神术丸。或内停饮，湿热色黄者，中和丸、清膈苍莎丸；在里者，青礞石丸。

凡风痰，多带涎沫，因形寒饮冷，或因感风而发者，二陈汤加疏风化痰之剂。或风热怫郁积久，胶固凝结，即成老痰，宜搜风化痰丸。因寒者，五积散，重则温中化痰丸。

凡食积痰，饮食厚味过伤得之，橘半枳术丸；壅塞者，瓜蒌实丸，用山楂、麦芽煎汤下。

凡有人坐处率吐痰满地，其痰不甚稠黏，只是沫多，此亦气虚不能摄涎也。不可用利药，宜六君子汤加益智仁以摄之。

凡痰喘声高，脉散，汗出如油，身冰冷者，死。

诸 饮

夫饮者，水之积也，由脾土受湿，失于运用，以致停滞，流溢于肠胃肢节之间而为病。故仲景立悬、溢、支、痰、流、伏六饮之论，饮家能于此消息之，则几[①]矣！

治 例

凡悬饮，饮水流于胁下，咳唾引痛，宜十枣汤主之。

凡溢饮，饮水流于四肢，身体疼重，当发其汗，宜大小青龙汤主之。

凡支饮，咳逆喘息，短气不得卧，其形如肿，宜小半夏汤主之。

凡痰饮，水走肠间，漉漉有声，令人暴肥暴瘦，宜桂苓甘术汤主之。

---

① 几：接近。

凡流饮，背恶寒，气短而渴，四肢历节疼痛，胁下满①引缺盆，咳嗽转甚，宜参苏饮加减。

凡伏饮，膈满喘咳，呕吐，发则寒热，腰背引痛，泪出，或身惕瞤，其人振振恶寒，宜分利五饮汤。

凡脉来弦微沉滑者，皆饮也。

哮

哮之为病，喉间如水鸡声，牵引胸背，气不得息，坐卧不安。乃痰结于肺胃间，与气相系，随其呼吸呀呷②，于喉中作声。是痰或得之停水，或得之风寒，或得之食味咸酸所抢③，因积成热，由来远矣。故胶如漆，粘于肺系，有触即发。大法必使薄滋味为主。若不能樽节④，其胸中未尽之痰，复与新味相结，哮必更作，乌能愈哉！

治　例

凡治哮，体实者，须行吐痰法，若体虚者忌之。又曰：忌燥药，并不宜纯用寒凉药，须兼表散为妥。

凡水哮，因幼时被水停蓄于肺为痰，宜金沸草散、小青龙汤倍防己，或葶苈散、导水丸。

凡盐醋哮，秘方用萆麻树近根尺许，烧灰存性，研末，用不落水豆腐一块，调入食之。又方：用鸡子，头上打一孔，入

---

① 满：《金匮要略·痰饮咳嗽病脉证并治第十三》作“痛”。

② 呀呷：吞吐开合貌。

③ 抢（qiàng 跄）：通“呛”，因异物刺激气管引起气逆或咳嗽。元·佚名《马陵道》楔了：“烧起烟来抢的师父慌。”

④ 樽（zūn 尊）节：节制。樽，通“撙”，抑制。《淮南子·要略》：“樽流遁之观。”杨树达云：“樽，经传通作撙。”

蜒蚰一条，封好，饭锅上蒸熟，去蚰食之，不过三四枚，愈。

喘

喘者，经所谓上气也。盖气上而不下，升而不降，气道奔逆，促促气迫，喝喝息数，张口抬肩，摇身撷肚，喘息有音，与短气、逆气不同也。短气者，呼吸虽数而不能接续，似喘而不摇肩，似呻吟而无痛楚也；逆气者，但气上升，壅而不下也。盖喘之为患，五脏皆有，而肺独为之总者，由其居脏腑之上，而为华盖，喜清虚而不欲窒碍。又专主诸气，气有余便是火，火性上炎。故经曰：诸逆冲上，皆属于火。而河间谓火热为阳，主乎急数。热则息数气粗而为喘也。其为喘之纲，固曰属热、属火，而致病之因，又非一途。或七情内伤，六淫外侵，郁而生痰，脾胃虚弱，不能运化。是以有因痰者，胃虚者，胃络不和者，肺虚挟寒者，肺实挟热者，水气乘肺者，肾虚气损者，惊忧气迫者，种种不同，治法各异，详列证治如下。

治　例

凡喘，须分肺虚、肺实。若久病多是肺虚，宜用人参、阿胶、五味子之属补之；新病多是肺实，宜用桑皮、葶苈子、麻黄、杏仁之属泻之。又曰：气乏身凉，冷痰如冰者为虚；气壮胸满，身热便硬者为实。

凡喘因痰者，喘动便有痰声，风涎壅塞，宜降气化痰为主，如风痰，千缗汤，或合导痰汤；如痰气，苏子降气汤；如食积湿痰，二母散，或神保丸、大萝皂丸。

凡喘因火者，气粗大而喘盛，进退不常，宜降火清金为主，导痰汤加黄芩、黄连、山栀、杏仁、瓜蒌子之类。

凡喘因胃虚者，抬肩撷肚①，喘而不休，宜扶养脾胃为主，生脉散加杏仁、陈皮、白术之类。

凡喘因胃络不和者，其症得食暂止，顷之复作。此其人胃有实火，膈有稠痰，痰得食坠下，故暂止，顷之食与气反助其火而复起，切不可作胃虚治，而用扶脾胃之药。必须下之，使伏火稠痰得泄而去，最为良法。宜导水丸、滚痰丸，或用半夏、瓜蒌仁、山楂、神曲为末，瓜蒌瓤丸②，竹沥、姜汤下。

凡喘因肾经虚损者，是其阴分之火自小腹冲上而为喘。宜滋阴降火，四物汤加枳壳、贝母、黄芩、黄柏、橘红、麦门冬、苏子之类。

凡喘因肺虚挟寒者，必少气怯怯，而喘出冷痰如水之状。法当温补之，宜理中丸加减。

凡喘因肺实挟热者，必壅盛胸满，有外哄上炎之意。法当清利之，金沸草散，或麻黄杏仁饮。

凡喘因水气乘肺者，喘则漉漉有声，是水停心下，故必怏怏然③而喘，怔忡，浮肿。当逐水，利小便，小青龙汤、葶枣散之类。

凡喘因惊忧气郁者，惕惕④闷闷，引息鼻张。法当宽中气，宜四七汤、桔梗汤或四磨汤。

凡外感风寒暑湿而上气急，不得卧，喉中有声，或声不出。审是风寒者，三拗汤、华盖散；审是湿者，渗湿汤；审是暑者，白虎汤。或通用秘传麻黄汤加减。

---

① 撷（xié 协）肚：形容喘剧时腹壁肌肉紧张，随之而起伏的动作。

② 瓜蒌瓤丸：用瓜蒌瓤和为丸。

③ 怏（yàng 样）怏然：闷闷不乐的样子。

④ 惕（tì 涕）惕：惊恐貌。

凡有气实人，因服黄芪过多而喘者，宜三拗汤以泻其气则愈。若气虚而喘者，则以人参为君，以蜜炙黄柏、麦门冬、地骨皮之类佐之。又曰：交两手而瞀者，乃真气大虚也，亦宜参、芪、五味子之属主之。

凡喘急甚者，不可用苦寒药，火盛故也，宜温以劫之。其后因痰治痰，因火治火。

凡喘发汗如油，汗出如珠不流，抬肩撷肚，喘而不休，及胸前高起，脉络散张，手足厥冷者皆死。

凡脉和缓者生，急促者死，散乱者死。

咳嗽附肺痿、肺痈

夫咳者，无痰而有声，肺气伤而不清也；嗽者，无声而有痰，脾湿动而为痰也；咳嗽是有痰而有声，皆因伤于肺气而咳，动于脾湿，因咳而为嗽也。经曰：脏腑皆有咳嗽。咳嗽属肺，何为脏腑皆有之？盖咳嗽为病，有自外而入者，有自内而发者。风寒暑湿，外也；七情饥饱，内也。风寒暑湿，先自皮毛而入，皮毛者，肺之合，故虽外邪欲传脏腑，亦必先从其合而为嗽，此自外而入者也。七情饥饱，内有所伤，则邪气上逆，肺为气出入之道路，故五脏之邪上蒸于肺而为嗽，此自内而发者也。然风寒暑湿，有不为嗽者，盖所感者重，径伤脏腑，不留于皮毛。七情亦有不为嗽者，盖病尚浅，止在本脏，未即上攻，所以伤寒以有嗽为轻。而七情饥饱之嗽，久而后见。大法当审脉症三因。若外因邪气，随时解散，又须原其虚寒冷热。若内因七情，则随其部经，在与气口脉相应，当以顺气为先，下痰次之。有停饮宿食，则以分导为要；有停瘀者，以消瘀为急，切不可便用粟壳、诃子、五倍、乌梅等酸敛之药。其寒邪未除，亦不可便用补药。尤忌忧思过度，房事劳伤，恐成瘵疾，法惟养脾生肺而已。

治　例

凡感风咳，脉浮，恶风有汗，或身体发热，或鼻流清涕，或口干喉痒，语未竟而咳，二陈汤加麻黄、杏仁；或桂枝汤加防风、杏仁、前胡、细辛之类。如风入肺窍者，用芦吸散薰之效。

凡感寒嗽，脉紧，恶寒无汗，或身体发热，或鼻流清涕，或遇寒冷而甚，二陈汤加紫苏、葛根、杏仁、桔梗之类。如暴感风寒，不恶寒发热，止是咳嗽鼻塞声重者，宁嗽化痰汤。又若风寒郁热于肺，夜嗽多，脉浮大者，三拗汤加知母、黄芩、生姜主之。

凡新咳声哑，是寒包热也，不与久咳声哑同治，宜细辛、半夏、生姜之类，辛以散之。亦有一种痰热壅于肺者，金空则鸣，须清金中邪滞，清咽宁嗽汤主之。

凡感暑咳，脉数，烦渴引饮，咽膈干燥，咳唾稠黏，或带寒面垢，黄连解毒汤、辰砂六一散；如见血者，枇杷叶散。

凡感湿咳，脉细，身体重着，骨节烦疼，此多乘热入水，或感冒雨露，或浴后不解湿衣所致，白术汤、不换金正气散主之。

凡咳，饮冷水一二口暂止者，热咳也；呷热汤一二口而暂停者，冷嗽也。热宜小柴胡汤加五味，冷宜理中汤加五味。又有冷热咳，多因增减衣裳，寒热俱感，遇乍冷亦嗽，乍热亦嗽，饮冷亦嗽，饮热亦嗽，宜金沸草散合消风散煎服，或薄荷煎、八风散、辰砂化痰丸，噙化服之。又有一种热嗽，咽喉干痛，鼻出热气，其痰难出，色黄且浓，或带血缕，或出血腥臭，或坚如蛎肉，非若风寒之嗽，痰清而白，亦宜金沸草散，去麻黄、半夏，加薄荷、枇杷叶、五味子、杏仁、桑皮、贝母、茯苓、桔梗，入枣子一个同煎，仍用前药噙化。

凡时行咳，发热，恶寒，头痛，鼻塞，气急，状如伤冷热，连咳不已，初得病，即伏枕，一二日即轻，宜参苏饮加细辛主之。

凡痰咳，咳动便有痰声，痰出则嗽止。经曰：秋伤于湿，冬必咳嗽。内既伤于湿，湿蕴为痰。其在心为热痰，在肝为风痰，在肺为气痰，在肾为寒痰，在脾为湿痰。至冬寒气外束，与湿相并，而痰气上干于肺则必作咳，宜燥痰为主，二陈汤、玉壶丸、千缗汤、坠痰丸之类选用。若寒热痰嗽，粉黛散主之。又曰：有一咳痰即出者，脾湿盛而痰滑也；有连咳数声不能出痰者，肺燥胜痰湿也。滑者，燥脾为主，若利气之剂所当忌；涩者，利肺为主，若燥肺之剂所当忌。旨①哉斯言，不可不辨也。

凡咳面赤，胸腹常热，唯足乍有凉时，其脉洪者，热痰在胸膈也，宜小陷胸汤、礞石丸之类清膈降痰。甚而不已者，宜吐下其痰热。如面白悲嚏②，或胁急胀痛，或脉沉弦迟细而咳者，此则寒饮在胸腹也，又宜辛热去之，如半夏温肺汤、丁香半夏丸、温胃化痰丸之类审用。

凡咳一切痰，因火逆上者，必先以降气化痰为主，如苏子、麦门冬、竹茹、橘红、贝母、枇杷叶、薏苡仁之属。盖气降则火降，痰亦降，嗽自宁矣。

---

① 旨：美好。柳宗元《与李睦州论服气书》：“垂功烈而不刊，不亦旨哉！”

② 悲嚏：打喷嚏时凄苦状。

凡火嗽，有声痰少，面赤身热，宜降火清金化痰主之，清金化痰汤、滋阴降火汤、噙化丸、青金丸，久者宁嗽琼玉丸。

凡早晨嗽多，胃有食积，至此时湿热火气流入肺中而然。上半日嗽多，胃有实火；下午嗽多，属阴虚，宜滋阴降火；黄昏嗽多，此火气浮于肺，宜敛而降之，如润肺丸，不可纯用寒凉药。

凡七情饥饱嗽，无非伤动脏腑正气，致邪上逆，结成痰涎，肺道不利，宜顺气为先，四七汤加杏仁、五味子、桑白皮、人参、阿胶、麦门冬、枇杷叶主之。

凡干咳嗽，乃痰郁火邪在肺，此火郁证也，用泻白散、苦梗①为君以开之，下用补阴降火之剂。又曰：此肾水焦枯，邪火独炎于肺，渐成劳矣。故法曰：干咳无痰者难治。久者诃黎丸，虚者肾气丸。在不得志者多有之，此则霞天膏为妙。

凡咳失声者，润肺散、清音丸。戴云：有热嗽失声咽疼，多进冷剂而声愈不出者，宜加姜汁服之，在冷嗽为尤宜，佐以橄榄丸噙化，仍浓煎枇杷叶汁热服之。

凡咳嗽暴重，动引百骸，自觉气从脐下逆奔而上者，此肾虚不能纳气归元也。当以破故纸、安肾丸主之，毋徒从事于宁肺也。

凡五劳咳，如疲极伤肝者，咳则左胁疼引小腹，宜化痰疏肝气为主，二陈汤加芎、归、芍药、青皮、柴胡、草龙胆、黄芩、竹茹之类。劳神伤心者，咳则咽干咯血，宜补心为主，劫劳散、天王补心丹。劳倦伤脾者，咳则气短无力，宜益气为主，调中益气汤、补中益气汤。叫呼伤肺者，咳则呕吐白沫，口燥

① 苦梗：即桔梗。

声嘶，宜补肺为主，润肺丸、人参清肺饮。房劳伤肾者，咳则腰背痛，寒热，宜益阴补肾为主，六味地黄丸加麦冬、五味子、牛膝、杜仲之类。又有一种传疰劳咳，即如干咳状，当求之本门。大抵劳嗽，有因久嗽成劳，有因病劳乃嗽。其证寒热往来，或独热无寒，咽干嗌痛，精神疲极，所嗽之痰或浓或淡，或时有血，腥臭异常，语声不出者，通宜用薏苡仁为君，桑白皮、麦门冬为臣，人参、五味子、款冬花、紫菀、杏仁、贝母、阿胶、百合、百部、桔梗、秦艽、枇杷叶为佐。有热加青蒿、鳖甲，肺热去人参、倍沙参煎服。

凡食积咳，因食积停滞而生痰，痰气上冲，胸腹满胀。其人必面青白黄色不常，面上蟹爪路一黄一白者是。宜导痰消积，瓜蒌、枳实、青金丸。如伤生冷，五积散、理中汤；伤炙煿热物，葶苈散、加味三补丸；伤酒食，香附、瓜蒌、青黛丸；但伤酒者，瓜连丸、紫菀饮。

凡咳吐痰与食俱出者，此盖饮食失节，致肝气不利，而肺又有客①邪。肝，浊道也；肺，清道也，清浊相干，故令痰与食而俱出。二陈汤加木香、杏仁、细辛、枳壳以治之。

凡停水咳，因饮汤水停蓄，为涎上涌，身热腹满，怔悸，小青龙汤，或结胸者，小半夏汤主之。

凡瘀血作咳，咳时喉间常有血腥气，宜凉血消瘀为主。轻者泻白散加生地、山栀、牡丹皮、麦门冬、便香附、桔梗之类；重者桃仁、大黄，姜汁丸服。或因打损劳力伤肺，遇风寒则咳，或见紫黑血者，四物汤去川芎，加大黄、苏木，为末酒服，先利去肺间瘀血，后用补气血药调理自愈。

---

① 客：原作“容”，形近而误。

凡肺胀咳，上气烦躁而喘，或左或右，一边不得眠。因火伤极，无水以升，遂致郁遏胀满。宜主收敛，用诃子为主，佐以海石、便浸香附、瓜蒌仁、青黛、半夏曲、杏仁、姜汁、蜜调噙之。法曰：肺胀壅遏不得眠者难治。其有痰夹瘀血，阻碍气路，亦致如前不得眠症，宜养血以流动乎气，降火疏肝以清痰，四物汤加桃仁、诃子皮、青皮、竹沥、韭汁、姜汁之属；或桃仁、大黄，姜汁丸服。若虚胀者，以大剂人参补之。其有水停蓄而胀者，饮水则逆转不食，三白汤加泽泻、桔梗、五倍子之属治之。

凡经年累月，久嗽不已，服药不瘥，余无他证，却与劳嗽不同，宜三拗汤，仍佐以青金丸服之，或一味百部膏服之尤妥。

凡咳嗽，最要分肺虚、肺实，实而有火邪者，宜泻之，桑白皮、麻黄、杏仁、枳壳、黄芩、天花粉之属；虚而无火邪者，宜补之，人参、阿胶、五味子、款冬花、紫菀、百合、百部、马兜铃之属，有火者去人参。

凡咳，口燥咽干有痰，忌用半夏，恐重亡津液也，宜瓜蒌、贝母。饮水者，又忌瓜蒌，恐泥膈不快也。阴虚火嗽者，忌用生姜，以其辛散，且能上气也。又曰：无痰者，当以甘辛润其肺。

凡咳嗽，春是上升之气，宜润肺抑肝；夏是火炎上，宜清金降火；秋是湿热伤肺，宜清热泻湿；冬是风寒外束，宜解表行痰。此言初得咳嗽之大略，治者亦须审之。

凡咳嗽羸瘦，脉形坚大者死。脱形、身热、脉小坚急以疾者死。脉沉紧者死。小沉伏匿者死。上气脉数者死。脉浮短者死。若人嗽十年，其脉弱者可治。又脉浮直者生，浮软者生，浮濡者生。

仲景云：热在上焦者，因咳为肺痿。或从汗出，或从呕吐，或从消渴，小便利数，或从便难，又被快药下利，重亡津液，故得之。其证咳吐涎沫，咽燥而渴，生姜甘草汤主之。其或吐涎沫而不咳者，其人不渴，必遗尿，小便数。所以然者，以上虚不能制下故也。此为肺中冷，必眩，多涎唾，甘草干姜汤主之。若其人发咽燥，欲饮水者，必自愈。其若咳而口中自有津液，舌上胎[1]滑，此为浮寒，非肺痿也，宜详之。

肺痈者，胸痛喘满，咳嗽脓血，腥臭异常，久则唾出如粥，入水即沉，或口燥咽干，胸前皮肤甲错。皆由肺气不通，以致热血凝滞，蓄结而成。宜千金内补散去官桂和补肺汤半贴[2]煎服，或金沸草散去麻黄，加桔梗如数，或更加桑白皮、枇杷叶，仍用[3]杏仁去皮尖研成膏，入百药煎末，丸如弹子大含化。

① 胎：通“苔”。《伤寒论·辨太阳病脉证并治下》：“舌上胎滑者，不可攻也。”

② 贴：通“帖”。宋·吴处厚《青箱杂证》：“我有一贴药。”

③ 仍用：此二字原缺，据明·戴思恭《秘传证治要诀》卷四《诸血门》补。

卷　二

霍　乱

经曰：岁土不及，风乃大行，民病飧泻霍乱。霍乱者，挥霍撩乱也。其证心腹卒痛，呕吐下利，发热憎寒，头疼眩晕，大渴引饮，手足厥逆。先心痛则先吐，先腹痛则先利，心腹俱痛，吐利交作。又仲景云：邪在上焦则吐，邪在下焦则泻，邪在中焦则既吐且泻。有转筋者，两脚转筋，甚则遍身转筋，入腹即死。所致之由，或因饮食失节，过嗜肥腥生冷，停积肠胃之间，气弱不能运化；或因暑热所感，则三焦传化失常，火性躁动，故发之暴也；或因露卧卑湿，当风取凉，以致风、寒、湿之邪入于中，于是邪正相干，阴阳反戾①，三焦隔绝，气不宣通而然。此皆阴阳错而不和，风火胜而不平，脾土受亏之为害也。因风则恶风有汗，因寒则恶寒无汗，因湿则身重着，因暑则烦热而渴。治各随其所因。其干霍乱者，忽然心腹胀满，绞刺疼痛，欲吐不吐，欲泻不泻，燥乱愦愦无奈，俗名“绞肠沙”是也。此因脾土郁极而不得发，以致火热内扰，阴阳不交，则气之升降不通，死只须臾，为害更甚。法当吐以提其气，最良，或用刺、灸二法，皆善。

治　例

凡夏月伤暑霍乱，上吐下利，心腹绞痛，大渴烦躁，四肢逆冷，汗自出，两脚转筋，宜香薷饮净冷②服。盖此证属暑热

① 反戾（lì利）：反常。
② 净冷：谓完全冷却。

者多，纵寒月有之，亦多由伏暑而然，故法用香薷饮，然不若审其脉证而后施治为妥。

凡霍乱，有宜吐者，当浓煎盐汤以导其吐。一吐不已，再吐之，后宜藿香正气散，或六和汤调之。

凡霍乱，遍身转筋入腹者，急煎盐汤暖浸之，仍令其扎缚腿胫，勿令筋入腹，若筋入腹，则不治矣。

凡霍乱已死，但胸前有暖，气未绝者，急用食盐填入脐中，炷艾灸之，不计壮数，多有活者。

凡霍乱吐利不止，宜六和汤，或理中丸。又曰：吐利不止，元气耗散，病势危笃，或水粒不入，或渴喜冷，或恶寒战掉，手足逆冷，或身热烦躁，欲去衣被。此盖内虚阴盛，切不可以其喜冷欲去衣被为热而用香薷饮等沉冷之剂，只宜理中汤，甚则加附子。不效，则四逆汤，并宜净冷服。又曰：即小便利，大汗出，内外热者，亦须温之。此亦不可不辨。

凡霍乱烦渴者，以吐利耗去津液，肾必枯燥，故烦渴欲引饮自救，止渴汤主之。或服热药过多，而烦躁作渴者，缩脾饮主之；或下利无度，腹中疞[1]痛者，黄连丸；或见血者，止血汤主之。

凡霍乱已愈，烦热多渴，小便不利者，小麦门冬汤主之。

凡干霍乱，急以食盐一两，新汲水送下，令吐，仍以麻皮或盆碗，蘸油刮背、项、手臂、腿湾[2]，出尽紫黑红点即愈。或以针刺其手十指头近爪甲处，令其出血，仍先自两臂捋[3]下

① 疞（jiǎo 脚）：腹中绞痛。《说文·疒部》："腹中急也。"

② 湾：同"弯"。唐·白居易《玩止水》："广狭八九丈，湾环有涯涘。"

③ 捋（luō 罗第一声）：用手握住手臂向下滑动。

其恶血，令聚指头而出之为妙。

凡霍乱，切不可便与粥饮喫①，谷气入胃即死。直至腹中饥甚，亦当量而与之。

凡妊娠霍乱，若先吐，或腹痛吐利，是因于热也；若头痛体疼，发热，是挟风邪也。薛氏云：若因内伤饮食，外感风寒，用藿香正气散；若因饮食停滞，用平胃散。果脾胃顿伤，阳气虚寒，手足厥冷，须用温补之剂。治当详审，毋使胎动也。缩脾饮、人参白术散之类。

凡产后霍乱，因脏腑虚损，饮食不消，触冒风冷所致。若热而饮水者，五苓散，寒而不饮水者，理中丸，虚冷者加附子。

凡霍乱定后，气少，不言语，昏沉者，难治。

凡霍乱，脉大者生，脉微弱渐迟者死。若脉代而散，或隐而伏，皆其常也，不可竟断以死。

呕 吐

《内经》曰：诸呕吐酸，暴注下迫，皆属于火。东垣云：夫呕、吐、哕三者，俱属于胃。胃者，总司也，以其气血多少为异耳。呕者，阳明也。阳明多血多气，故有声有物，气血俱病也。吐者，太阳也。太阳多血少气，故有物无声，血病也。哕者，少阳也。少阳多气少血，故有声无物，气病也。河间曰：胃膈热盛则为呕，火气炎上之象也。吐证有三：气、积、寒也。皆从三焦论之。上焦在胃口，上通于天气，主纳而不出；中焦在中脘，上通天气，下通地气，主腐熟水谷；下焦在脐下，下通地气，主出而不纳。是故上焦吐者，皆从于气，气者，天之

① 喫（chī 痴）：吃。

阳也。其脉浮而洪，其证食已即吐，渴欲饮水，大便燥结，气上冲胸而发痛，其治当降气和中。中焦吐者，皆从于积，有阴有阳，食与气相假为积而成痛。其脉浮而长，其证或先痛而后吐，或先吐而后痛。治法当以毒药去其积，槟榔、木香行其气。下焦吐者，皆从于寒，地道也。其脉沉而迟。其证朝食暮吐，或暮食朝吐，小便清利，大便秘而不通。治法当通其秘塞，温其寒气，大便渐通，复以中焦药和之，不令大便秘结而自愈也。外有伤寒，阳明实热太甚而吐逆者；有内伤饮食，填塞太阴，以致胃气不得宣通而吐者；有胃热而吐者；有胃寒而吐者；有久病气虚，胃气衰甚，闻谷气则呕哕者；有脾湿太甚，不能运化精微，致清痰留饮，郁滞上、中二焦，时时恶心吐清水者。宜各以类推而治之，不可执一论也。

治　例

凡治呕吐，必须温散，当以半夏、生姜、陈皮为主。然因于火热者，则又当以竹茹、枇杷叶、橘红等降气之药为主，而辛热香散之剂，又所当忌。

凡气郁于上焦而吐者，六君子加木香、藿香、桔梗、枇杷叶，或七气汤。如热气上冲者，则荆黄汤加人参、甘草、槟榔之类。

凡积滞于中焦而吐者，二陈汤加青皮、砂仁、白豆蔻、山楂、神曲，或紫沉丸。

凡阴寒之气沉着于下焦而吐者，附子理中汤、木香匀气散合理中汤。

凡阳明实热而呕者，竹叶石膏汤，甚则大柴胡汤下之。

凡胃冷而吐者，必面青，手足厥，食久乃吐，二陈汤加姜、桂，甚则加丁、附，或丁香安胃汤。

凡胃热而吐者，必面红，手足热，闻谷气即呕，药下亦呕，火邪上冲故也，以芦根汁饮之妙。或二陈汤加姜汁炒芩、连、山栀。暴甚略加槟榔、木香；胃口痛加木香汁，或加味橘皮竹茹汤。如时常口吐清水，冷涎自下涌上者，此脾热所致也，二陈汤加白术、白芍药、升麻、炒芩、连、山栀、神曲、麦芽、生姜，等分丸服。

凡脾经湿痰郁滞作呕者，胃苓汤加半夏、槟榔之类；或中脘有伏痰，遇冷则发，俗谓之冷涎，新法半夏汤主之。

凡久病胃气虚弱，全不纳食，闻食气则呕者，四味藿香汤；或四君子汤去茯苓，加香附、参、芪。如胸痞短气者，调中益气汤。如胃虚寒，客痰作呕者，增半汤。

凡有吐泻及痢疾，或腹冷痛，进热药太骤，以致呕逆者，二陈汤加砂仁、白豆蔻之类。

凡气呕，胸满膈胀，关格不通，不食常饱，食则常逆气而吐，此因盛怒中饮食而然。二陈汤加枳实、木香之类，或五膈宽中汤。

凡有痰饮者，粥药到咽即吐，人皆谓其番胃①，非也，此痰气结在咽膈之间。宜先以姜苏汤下灵砂丹，俟药可进，则以顺气药继之。

凡阴虚邪气逆上，窒塞呕哕，乃不足之病，此地道之不通也。宜当归、生苄、桃仁泥之属和血，凉血，润血，兼用甘草以补其气，微加大黄、芒硝，以通其闭。大便利，邪气去，则气逆呕哕自除矣。

凡瘀血停积胃中，呕吐之间，必杂以涎血，四物汤加赤茯

---

① 番胃：即反胃。

苓、牡丹皮、红曲、橘红之类。

凡脚气肿痛，毒气上冲而作呕吐者，宜八味平胃散加木瓜。

凡妇人怀妊而吐逆者，宜橘苏饮加竹茹。

凡船晕大吐，渴饮水者多死，唯一味童便饮之最妙。

凡呕吐，诸药不效者，当借镇重之药以坠其逆气。宜姜苏汤下灵砂丹百粒，俟药得止，却以养正丹、半硫丸导之。

凡呕吐，津液即去，其口必渴，不可因渴而遽以为热，治宜加沉香汁少许。

凡食必先吐而后下者，热在上焦，谓之漏气，麦门冬汤主之。

凡气逆而上为吐，二便不利者，热在下焦，谓之走哺，人参汤主之。

凡时常恶心，吐清水，心胃作痛，得食则暂止，饥则甚者，此胃中有蛔虫也。宜乌梅丸，或理中汤加川椒、乌梅之类。

凡人有酒后呕吐者，宜从饮治，葛花解醒汤主之。

噎膈

噎膈之病，多因于内伤忧郁失志及恣饮酒食，纵情淫欲，以致阳气内结，阴血内枯而成也。经曰：三阳结谓之嗝。三阳者，手太阳小肠、手阳明大肠、足太阳膀胱也。盖小肠热结，则小水短少，而火气不泄；大肠热结，则大瘕[1]不利，而郁热难除；膀胱热结，则津液不充，而道路蹇涩；三阳并结，则前后之气不行。下既不行，则邪火上逆，火上逆，则痰涎易生，痰涎生，则往来之气愈阻，而呕吐噎膈之证起矣。且又或伤之

① 大瘕：指大便。

以七情，或感之以六气，或食之以炙煿肥腻之物，或投之以辛香燥热之剂，遂致邪火愈炽，津液愈枯，痰涎愈结，病情愈深，岂易疗哉？须分上、中、下三焦以治之。夫上焦者，咽嗌梗塞，气不顺利，水饮可行，食物难入，或可少食，其槁①在吸门，其或食下，则胃脘当心而痛作，烦闷不安，须臾吐出，食出而安，其病在贲门，名之曰噎，此属上焦。其或食虽可下，良久复出，其槁在幽门，此属中焦。其或朝食暮吐，暮食朝吐，所出完谷，小便赤，大便硬，或如羊屎，其槁在阑②门，此属下焦。然壮者犹或可治，当用透膈疏气、化痰清火、健胃和脾之剂。经又曰：噎膈多生于血干，反胃亦生于脾弱。东垣曰：脾，阴也；血，亦阴也。阴主静，内外两静，则脏腑之火，何由而生？金水二脏有养，阴血自生，肠胃津液，传化合宜，何噎膈之有哉？

治　例

此病不问虚实，当以益阴养胃为主，而克伐耗气血之药，必所当禁。

此证有瘀血停于膈间，阻碍气道而成者，大约久而作疼，食则吐逆。然其平日所食之物，必自屈曲而下，因其阻碍气道也，当以抵当丸作芥子大，取三钱，去枕仰卧，细细咽之，令其搜逐伤积，至天明利下恶物，却好将息自愈。又方：用五灵脂飞净为末，黄犬胆汁和丸，如龙眼大，每服一丸，好酒半盏温服，不过三服效，亦行瘀血之剂也。

凡咽喉闭塞，胸膈膨满者，属气滞，暂宜香砂宽中丸，开

---

① 槁：槁，通“槁”，干枯。《说苑·建本》：“弃其本者，荣华槁矣。”
② 阑：原作“蘭”，音近而误。

导结散。亦有服耗气药过多，中气不运而致者，又当补气而使自运，宜补气运脾汤。

凡噎病，喉中如有肉块，食不下，用昆布二两，洗去咸水，小麦二合，水三大盏，煎候小麦烂熟，去滓，时喫一小盏，仍拣取昆布，不住含三两片咽津，极效。如喉不出声者，竹皮饮效。

凡因火逆冲上，食不得入，其脉洪大有力而数者，滋阴清膈散加枇杷叶二钱、芦根一两。如大便闭者，导滞通幽汤、麻仁丸。

凡因脾胃阳火内衰，膈上苦冷，肠鸣，其脉沉微而迟者，暂以辛香之药温其气，如丁香透膈汤、五膈宽中散、嘉禾散之类。仍以益阴之药佐之，中病则已。若概用辛香燥药，恐至烁阴不救耳！

凡因痰饮阻滞，而脉结涩者，二陈汤加竹沥、姜汁。其有食饮才下，便为痰涎裹住不得下者，涤痰丸主之。

凡有积食而无内热者，可暂用古方厚朴丸，取下虫物而调理。

凡虚而燥者，宜生姜汁煎，用生姜汁、白蜜、牛乳各五两，人参末、百合末各二两，砂锅慢火煎加膏，不拘时含一匙津咽。或以人参汤，调下匙许亦得。

凡大便燥结如羊矢，闭久不通者，属血热，宜清热润养为主，如滋血润肠汤，人参利膈丸，或加玄明粉，少加甘草。亦有服通利药过多，致血液衰竭而愈结者，当补血润血而使自行，用当归、生苄、麦门冬，煎膏，入韭汁、乳汁、童便、芦根汁、桃仁泥，和匀细呷之。

凡粪如羊矢，口吐涎沫大出，及年高不善调养者，不治。

凡脉来涩小，为血不足；脉大而弱，为气不足。

噫　气

经云：噫者，饱气也，俗呼为嗳气。胃中有火，有痰，有食，有气郁。大抵胃实则噫，胃虚则呃，皆不顺之义，是火土之气郁而不得发，故噫而出。又云：心为噫者，象火炎上，烟随焰出之义也。大法开郁行气，清痰降火，得治噫之方矣。

治　例

凡胃中有实火，膈上有稠痰，饮食郁成而噫者，润下丸、萸连丸；或二陈汤加香附、山栀、黄连、苏子、前胡、青黛、瓜蒌仁之类，或丸或汤服之。

凡痰闭膈闷，中气不得伸而噫者，亦土气内郁也，越鞠丸加减。

凡蓄积痞闷，气盛实嗳，或食罢嗳转腐气，甚则物亦嗳转，多伤食、湿热所致。二陈汤加苍术、神曲、麦芽、黄连之类，或保和丸、枳壳散主之。

凡嗳，不因饮食常嗳者，虚也。盖胃有浊气，膈有湿痰，俱能发噫。六君子汤加沉香为君，厚朴、苏子为臣，吴茱萸为使。久者匀气丸，甚者灵砂以镇坠之。

嘈　杂

嘈杂之证，似饥不饥，似饿不饿，似痛非痛，如有懊侬不自宁之况，或兼嗳气，或兼恶心，渐至胃脘作痛，皆是痰因火动之为患也。亦有瘀血停积胃脘，挟食而然者，不亟治，则呃逆番胃之渐所由来矣。大法消痰、降火、健脾、行湿。如停瘀，则活血导滞，兼壮元节欲，无不安者矣。又曰：嘈杂与吞酸一类，皆由肺受火伤，不能平木，木挟相火乘肺，则脾冲和之气索①矣。谷之精微不行，浊液攒聚，为痰为饮，其痰亦从木火之化而成酸。肝木摇动中土，故中土扰扰不宁，而为嘈杂如饥状，每求食以自救，苟得少食，则嘈杂亦少止，止而复作。盖土虚不禁木所摇，故法当补土伐木，治痰饮。若不以补土为君，务攻其邪，久久而虚，必变为反胃、为泻、为痞满、为眩晕等病矣。治之可不谨哉！

治　例

凡因食郁而作嘈杂者，枳术丸加山楂、神曲、麦芽，有热加黄连、黄芩。停饮者，曲术丸；胸满者，大安丸、保和丸。

凡因忧郁而嘈者，越鞠丸。如有湿痰气郁，不喜食者，三补丸加苍术，倍香附。若心悬悬，如饥欲食之时，勿与以食，宜三圣丸，或软石膏丸。

凡痰因火动而嘈者，治痰为先。二陈汤加姜汁炒芩、连、山栀为君；南星、半夏为佐。热多加青黛；火郁更加苍术、抚芎；痰火俱盛者，祛痰火丸，或软石膏丸。又曰：痰火在上者，宜吐之。盖在上者，因而越之也。如心下嘈杂者，多是痰饮，导痰丸最妙。

凡五更嘈者，思虑伤血分也，四物汤加香附、贝母、山栀、黄连、甘草之属。

凡停积瘀血挟食而嘈者，其人必面黄，胸以上有汗，或胸背常作痛，宜枳术丸加当归尾、番降香、红曲、童便煮香附之类。

① 索：尽。

呃　逆

呃逆者，气逆也。气自脐下冲上，出于口而作声，即《内经》所谓哕也。经曰：诸逆冲上，皆属于火。又刘宗厚云：此证有虚有实，有火有痰，有水气，不可专作寒治。盖伤寒发汗吐下之后，与泻痢日久，及大病后，妇人产后得此者，皆脾胃气血太虚也。若平人食入太速而气噎，或饮水喜笑错喉而气抢，或因痰水停膈心中，或因暴怒气逆痰厥，或伤寒热病失下而得此者，则皆属之实也。夫水性润下，火性炎上，令其气自下冲上，非火而何？大法虚者宜补，虚中须分寒热。如因汗、吐、下后误服寒凉过多者，当以温补之；如脾胃阴虚火逆冲上者，当以平补之；如挟热者，当以凉补之。若夫实者，如伤寒失下，地道不通，因而发呃，当以寒下之。如痰饮停蓄，或暴怒气逆，痰厥，此等必形气俱实，皆随其邪之所在，涌之，泄之，清之，利之而已，不可不深辨也。

治　例

凡吐利后多作哕，此由胃中虚，膈上热，故哕。或至八九声相连，于气不回，至于惊人者。若伤寒久病，得此甚恶，《内经》所谓坏病者是也。

凡汗、吐、下后，或服凉药过多，胃虚寒而作哕者，宜温补，如理中汤加附子、丁香、柿蒂之类。若胃尚有虚热未除而哕者，则用橘皮竹茹汤主之。

凡哕因胃伤阴气，为火所乘，不得内守，木挟相火，直冲清道而上者，宜平补，如参术汤下大补阴丸之类。

凡久病滞下，及妇人产后作呃，夜分转甚者，皆属阴虚，宜凉补，四物汤加知母、陈皮、竹茹之类。

凡痰闭于上，火起于下，气不得伸越，更无别证，忽然发呃从胸中起者，芩连二陈汤，或只以陈皮、半夏、姜煎服，或以人参芦煎汤吐之。若停痰，或因怒郁瘀热者，亦宜吐之。其因七情气郁而然者，苏子降气汤主之。

凡伤寒阳明内实失下，致清气不升，浊气不降，气不宣通而哕者，大柴胡汤下之。如阳极脉微将脱者，则用凉膈散、解毒汤，养阴退阳而已，不可大下也。

凡因饱食太过，填塞胸中，气不得升降而哕者，二陈汤加砂仁、枳壳之类。其有食物太速，饮水入肺，或喜笑太过，皆令作哕，当以纸捻鼻取嚏，或久闭气亦可止。

凡有水气停滞于膈间，哕而心下坚痞眩悸者，小青龙汤去麻黄，以清之，利之，或小陷胸汤亦可。

凡饱食奔走，能令血入气分，但食物则连哕百余声，若饮酒汤则不作，至晚或发热，或脉来涩数者，宜桃仁承气汤加红花煎服，当下污血数次即减，后用木香和中丸加丁香调之。

凡哕声频密连声者为实，可治；若半时哕一声者为虚，难治，多死在旦夕。又曰：连哕不绝，如额上汗出者死。

凡哕，脉来浮而缓者易治，弦急及右关弦者难治，代者危，散者死。

伤饮食

夫人之生也，藉饮食以滋养。胃主纳之，脾主化之，既能养人，亦能害人。故《阴阳应象论①》曰：水谷之寒热，感则害人六腑。又曰：饮食自倍，肠胃乃伤。此混言之也。分而言

① 阴阳应象论：据《素问》，当作“阴阳应象大论”。

之：饮者，水也，无形之气也；食者，物也，有形之血也。经云：因而大饮则气逆，形寒饮冷则伤肺。饮之为病，为喘咳，为肿满，为水泻，轻则宜发汗，利小便，使上下去之，此治饮之大法也。经又云：因而饱食，筋脉横解，肠澼为痔。食伤太阴、厥阴，气口大于人迎两倍三倍。食之为病，或呕吐，或痞满，或下痢肠澼，或为癥块。伤之轻者，损谷则安，其次莫若消导，甚则取之，尤甚者须分上下寒热，或吐或下，以平为期。然消导吐下，不可太过，过则反伤脾胃也。盖先因饮食，脾胃已伤，又加以药过，则肠胃复伤，而气不运化，食愈难消，几何而不至羸困也哉！

治　例

凡食在上焦宜吐，当服盐汤，以手探吐。如体实年壮，及壅塞太甚者，或瓜蒂散。在中焦已[1]下，则宜下之，视人强弱用药。轻者保和丸、枳术丸；重者木香槟榔丸之类。又须分所伤寒热。治寒以热药，丁香、巴豆是也；治热以寒药，大黄、牵牛是也。

凡饮食之病有二：有饮食自倍，伤其脾胃者，此有余之证，法宜消之，破之，吐之，下之，使陈积去而肠胃之气自行耳；有脾胃素弱，不能消化饮食，以致停留者，此非食伤肠胃，乃脾胃不能胜其饮食，此不足之证也，宜用补脾、益气、升阳之剂，使胃气渐复，谷气自昌。不惟吐下不可用，虽消导之剂，亦勿多用，养脾丸主之。

凡伤食脉，右手寸后关前必紧盛有力。

---

① 已：通“以”。《孙子兵法·作战》：“故车战，得车十乘已上，赏其先得者。”

吞酸吐酸

吞酸者，酸水停于中而不出也。由饮食痰热积于胃中，不得传化，上下不能自涌，而伏于肺胃之间，咯之不出，咽之不下，膈间常如醋折。其肌表着风寒，则内热愈郁，而酸味刺心；得温暖，则腠理开发，或得香热汤药，则津液得行而暂解。东垣以之属寒。吐酸者，呕吐酸水，如涌而出也。因平时津液随上升之气郁而成积，积之既久，湿中生热，故从木化，遂作酸水而吐也。经曰：诸呕吐酸，皆属于热。河间云：酸者，木之味，由火盛制金，不能平木，木盛而为酸也。如饮食湿热，则易为酸；肝气热，则口酸是也。宜从热治。大凡用吴茱萸者，盖从其性而折之也。此证最忌油腻黏滑之物，谓能令气不通畅也。唯节饮食，薄滋味，则庶乎易治耳！

治　例

凡腹中有饮则嘈，有宿食则酸，故常嗳宿腐气，逆咽酸水。亦有每晨吐清酸水数口，日间无事者；亦有膈间常如醋折。皆饮食伤于中脘所致。生料平胃散加香附、砂仁、山楂、神曲、麦芽、黄连之类。或宿食留饮，酸折心痛，牙齿亦酸者，曲术丸；有热则咽醋丸。

凡膈间停饮，积久必吐酸水，神术丸。若酒癖停饮而然者，干姜丸。

凡痰火停食，一日半日腐化酸水，吐出黄臭，或酸心不安，通用二陈汤加山楂、神曲、桔梗、南星、枇杷叶、黄连、竹茹、生姜之类，临服加姜汁一匙。

凡血虚火盛者，朝食甘美，至晡心腹刺酸吐出，宜四物汤加橘红、黄连、黄芩、桃仁、红花、麻子仁、甘草。便闭加大黄；气亦虚，合四君子汤。亦有挟瘀血者，四味萸连丸效。

痞

夫痞与否[1]同，不通泰也，与胀满不同。胀满者，内胀而外亦有形，痞则内觉饱闷，而外无胀急之形也。盖由阴伏阳蓄，气与血不运而成。处心下，位中央，填满痞塞者，皆土邪之所为也。有因中气虚弱，有因饮食痰积，有因湿土乘心，有因误下致虚，有因伤寒下早，有因过伤饮食，有因死血停瘀，总为心、脾二经之病。然治之有差，变成胀满，悔之奚及？唯在上工察虚实，详脉证，转否为泰，是不难矣。

治　例

凡痞，关上脉微，及大便易而利者为虚，宜补；脉浮，及大便难而秘者为实，宜泻。

凡中气虚弱，不能运化精微而为痞者，枳实消痞丸，或六君子加香附、砂仁。若内伤劳役，浊气犯上，清气下陷而虚痞者，补中益气汤加黄连、枳实、芍药。便闭者加大黄，呕加黄连、橘皮、生姜之类。

凡饮食厚味，郁成痰积，不能施化而为痞者，小陷胸汤、枳梗二陈汤。或火盛者，二陈汤加芩、连、瓜蒌仁之类。

凡湿热太甚，土乘心下而为痞者，黄连消痞丸。甚则膈咽不通，饮食不入者，以瓜蒂散吐之，或以三黄泻心汤加减量下之，后以大消痞丸调之。

凡酒积杂病，下之太过，或误下而痞者，是伤脾胃之阴，

---

① 否（pǐ 痞）：同“痞”，闭塞不通。《汉书·刘向传》：“否者，闭而乱也。”

胸中之气因虚而下陷，其所蓄之邪且又不散，宜升提胃气，兼以血药调之，如补中益气汤加血药。若全用气药，痞当益甚，久则变为中满鼓胀矣。慎之！慎之！

凡伤寒下之太早，表邪乘虚入中焦而痞者，盖下早则伤荣，而邪气入于心也，仲景泻心汤、枳壳桔梗汤、小陷胸汤之类。下多亡阴者，四物汤加参、术、茯苓、升麻、柴胡，少佐以陈皮、枳壳之类监之。

凡过伤饮食，填塞胸中而痞者，当消导，如枳术丸之类。其胸中窒塞，兀兀[①]欲吐者，当因而越之，先以盐汤探吐，或用黄芩、黄连、枳实、厚朴、生姜、参、术、茯苓、泽泻之类，使上下分消之亦可。

凡因七情所伤为痞者，加减流气饮、顺气消痞丸。

凡因饮水过多，亦能作痞，五苓散送下半夏枳术丸。

凡瘀血结成窠囊而心下痞者，枳实消痞丸；或用桃仁、红花、香附、大黄等分为末，酒调服利之。

凡肥人心下痞者，多是湿痰，黄芩利膈丸去莱菔子、皂角，加苍术、茯苓、滑石。瘦人多是湿热，黄连消痞丸。

凡大病后，元气未复，而胸满气短者，切不可妄言吐下，只宜补中益气汤、橘半枳术丸之类，此王道[②]消补之剂也。故古方治痞，多用芩、连、枳实之苦泄，厚朴、生姜、半夏之辛散，参、术、甘草之温补，茯苓、泽泻之淡渗，随病所在调之，无不应手而愈，诚得之矣。

---

① 兀（wù 务）兀：摇动貌。

② 王道：原指儒家提出的以仁义治天下的政治主张。与“霸道”相对。此谓用药不可过于峻厉攻下。

疟疾

经曰：疟疾皆生于风。又曰：夏伤于暑，秋必痎疟。又曰：五脏皆有疟。所论寒、温、瘅三疟甚详。其将发也，大率欠呻，怕冷，手足冷，战栗，头痛，骨节腰疼，或呕吐，或先寒后热，或先热后寒，或寒多热少，或热多寒少，或单寒，或单热，或口渴，或不渴。其病皆系风、寒、暑之邪客于肠胃之外，五脏募原之内，或脊背、头项、腰膂之间。其邪气与卫气相并则病作，离则病休；并于阴则寒，并于阳则热；离于阴则寒已，离于阳则热已。故休作有时者，乃邪正之气相并或相离也。其间有早晏[①]日作、间作之不齐者，亦邪气之所舍，或浅或深之异也。顾日作者，邪气客于皮肤之内，与卫气并居而并行，则日作；间作者，邪气内薄于阴，其道远，其病深，不能与卫气并行，故间日乃作。其有间二日或至数日发者，邪气与卫气客于六腑，而有时相失，不能相得，故休数日乃作也。其或发之早，或发之宴[②]者，此邪气舍于脊背之间，循伏膂而上行至气分则早，循风府而下行至血分则宴。大抵发于夏至后处暑前。若一日一发者，受病浅，发于处暑后冬至前。或二日三日一发，及二日连发，住一日者，皆受病深也。其发于子后午前者，阳分受病；发于午后寅前者，阴分受病也。阳分易愈，阴分难痊。易老云：夏伤于暑，湿热闭藏而不能发泄于外，邪气内行，至秋而发为疟也。有中三阳者，有中三阴者，初不知何经受病，当随其受而取之，一同伤寒法施治。然此论专主于外邪所感，

① 晏：晚。

② 宴：通“晏”，晚。清·宋大业《北征日记》：“恣意酣睡，宴起。”

而更有七情内伤、食痰劳役而致疟者，是固当以内伤论，而弗可同以外感律矣。治之者，必须分深浅，辨阴阳，察虚实，详内外，而后对证处方，庶几病无遁情，而疟何不愈之有哉！

治　例

凡六经疟，其证与伤寒同，治法亦与伤寒同，兹不赘及。

凡寒疟，先寒后热，无汗恶寒，体重面惨，先伤于寒而后伤于风，邪气藏于皮肤腠理之间，紫苏饮、败毒散主之。

凡温疟，先热后寒，先伤于风而后伤于寒也，小柴胡汤加防风、羌活、葛根、知母之类。

凡瘅疟，但热不寒，少气烦冤，手足热而呕，肌肉消瘦，乃阳气独发，不及于阴，故不寒也，小柴胡汤、四兽饮，人参白虎汤之类。

凡湿疟，因冒袭雨湿，或汗出洗浴得之，其证身体重痛不能转侧，肢节烦疼，冷汗自出，呕逆腹胀，二陈汤、平胃散，或羌活胜湿汤。

凡暑疟，因中暑热得之，其人面垢，口渴，虽热已过后，无事之时，亦常有汗，人参白虎汤主之。

凡痰疟，外感内伤郁聚成痰，热多、头痛、肉跳、吐食、呕沫，甚则昏迷卒倒，二陈汤倍半夏，加贝母、竹茹；或呕吐者，倍白豆蔻；或元气实而痰壅盛者，以常山饮吐之。又曰：无痰不成疟。凡治疟必当以清中利痰为主。

凡食疟，乃饮食伤脾得之，或疟已成而不忌口，或寒热正作时进食。其人噫气，吞酸，胸膈不利，或寒已复热，或热已复寒，寒热交并，苦饥不食，食则吐痰，胸满腹胀。二陈汤合小柴胡汤，或平胃散，俱加枳实、白术、山楂、神曲、青皮之类。若止是寒热者，清脾饮。

凡牝疟，寒多不热，气弱而泄，惨凄振振①。此由久受阴湿，阴盛阳虚，阳不能胜阴也，理中汤合二陈汤主之。

凡牡疟，亦由饮食不节，饥饱劳伤，表里俱虚，蓄痰而乍发，养胃二陈汤主之。

凡疟、痢相并，或疟而又痢，或痢而又疟，俱宜柴苓汤、六和汤、清脾饮加减。虚者补脾和血，三白汤加黄连、木香、当归、砂仁，或补中益气汤、人参养胃汤加减。

凡劳疟，微微恶寒，发热，寒中有热，热中有寒，或半月、一月，有劳则复发，经久不瘥，芎归鳖甲散。当与治老疟同法。

凡似疟，午后寒热，至晚亦微汗而解，此阴虚火动之候，如误作疟治之，投以发散劫截之剂必殆。

凡有七情之伤，郁而成疟者，此脱营失精之病，当从痰治，以二陈汤为主，各随脏气加对病之药。然此乃神思间病，非针药之所能治也。

凡瘴疟，感岚瘴溪源蒸毒之气而然。其状血乘上焦，病欲来时，令人迷困，甚则发燥狂妄。亦有哑不能言者，皆由败血瘀于心，毒涎聚于脾，坡仙指为脾胃实热所致。又有甚于伤暑之疟，治用凉膈疏通大肠，小柴胡加大黄治之。

凡疫疟，一方长幼，率皆相似，须参运气寒热用药，大概可用不换金正气散、五积交加散加减治之。

凡鬼疟，因卒感尸疰客忤，寒热日作，梦寐不祥，多生恐怖，言动异常，宜辟邪丹、斩鬼丹。

凡三日疟，阴经受病者多，必须详审脉证，当以补中益气为主，而加以滋阴养血退热之药，常常服之，以平为期。仍令

① 振振：战栗貌。

节饮食，避风寒，远房室，无徒取效于旦夕为也。

凡老疟，因元气本虚，痰留中脘，邪气乘虚入内，舍之愈深，不能发泄，以致连岁月不已，宜以补养正气为主，而兼以升发之剂。又有经年不瘥，致痰胶、水、瘀血结成痞块，藏于胁腹，作胀且痛，形如覆盘，即名疟母，宜鳖甲煎丸、穿山甲丸、疟母丸。若因于感溪毒等而成者，则用芫花消癖丸取之，后以养胃汤调理。

凡疟在阴分者，须用药提起阳分，而后治之。药用芎䓖①、当归、芍药、地黄、知母、红花、酒黄柏、升麻、干葛之类。

凡疟值寒热时，切不可便吃饮食，多至不化而成疟痞，即疟母也。须待热退身凉，饥甚而后食，尤必忌荤为佳。

凡疟不可截之太早，恐邪气闭塞，变成他证。胎疟又在所当禁，亦不可淹延太久，恐元气衰弱，渐成劳怯。当在三四发间邪退，乃可截也。

凡疟发而早晚不齐者，此是好消息。盖邪无所容也，必自愈。

凡疟后面多黄色，盖脾受病，故色见于面。宜理脾为先，异功散加黄芪、扁豆。此方非特治前病，凡病后面黄者皆宜。

大抵暑月之疟，必脉浮有力，有表证，始可用麻、桂、羌活等表药；脉洪数长实，有热证，始可用白虎等药；脉沉实有里证，始可用大柴胡、承气等药。若弦、细、芤、迟，四肢倦怠，饮食少进，口干，小便赤，虽得之伤暑，当以清暑益气汤、十味香薷饮投之，虽人参白虎，非其治也。至于内外俱热，烦渴引饮，自汗出而不衰，虽热退后脉长实自如，即处暑后，进

---

① 芎䓖：即川芎。

白虎何害？是又不可执一泥也！

凡疟脉多弦。弦而数者多热，弦而迟者多寒。弦而紧实者宜下；弦而实大者宜吐；弦而虚细者宜补；若迟缓者，病自愈也。

泄泻附交肠

经曰：湿盛则濡泄。又曰：春伤于风，夏必飧泄。又曰：暴注下迫，皆属于热。又曰：诸病水液，澄澈清冷，皆属于寒。叔和云：湿多成五泄。是知风、寒、暑、湿、热皆能令人泄泻。但湿热恒多，而风寒差少耳。大抵小便赤涩，烦渴，腹中热，谷化而色变青黄，或赤黑，手足温者，皆属热；小便清白，不渴，腹中冷痛，完谷色不变、变亦白色者，皆属寒。或火性急速，传化失常，亦能致完谷不化，此正仲景所谓邪热不杀谷也。其有痰火、气虚、食积、肝虚、肾虚等泄，亦各自有证，当各求其所因。大率脾喜燥而恶湿，喜温而恶寒，一或过伤饮食生冷，则必致脾胃有亏；而既有蓄积，复为四气所感，其作泻也必矣。法当以消食、健脾、燥湿、分利小便为主。若肾虚者，则脾肾双补。至如日久肠胃虚滑，及气下陷者，则用收涩固脱及升提等药。亦有用风药以胜湿者，治法不一，此其大略耳，临证其详审焉！

治　例

凡风泻，便带青色，其脉浮弦，或恶风自汗，苍防汤、胃风汤加减。

凡寒泻，悠悠腹痛，泻无停止，其色青白，其脉沉迟，或恶寒，甚则脾败肢冷，理中汤倍加茯苓、厚朴，或治中汤加砂仁。又有一种脏冷泻，以热手按之则缓者，宜四柱散。

凡暑泻，夏月暴泻如水，面垢烦渴，自汗脉虚，薷[1]苓汤加黄连、车前子，或桂苓甘露饮、香薷饮。如虚者，六和汤、清暑益气汤。

凡火泻，腹中痛响，一阵一泻，泻如汤，或后重，如滞不利，小水短赤，脉数，即热泻也，四苓散加黄连、芍药，或黄芩汤加木通、六一散。

凡痰泻，或多或少，或泻或不泻，脉滑，二陈汤加白术、神曲之类。

凡食积泻，腹痛甚而泻，泻后痛减，或臭如抱坏鸡子，或嗳气作酸，脉弦紧，平胃散加香附、砂仁、草果、山楂、麦芽之类。

凡气虚泻，饮食入胃不化，即泻出水谷，脉微弱，参苓白术散。

凡食已即肠鸣腹急，尽下所食之物，才觉宽快，不食则无事，名曰录食泻[2]，宜快脾丸。

凡滑泻，日夜无度不禁，脉细小，一名脾泄，八柱散主之。

凡肾虚泻，多在五鼓时腹微响，或痛，溏泄一二次者是，宜脾肾双补丸，或四神丸。又有因于酒者，俗谓之酒积，宜理中汤加葛根以治之。

凡肝虚为忿怒所伤，木邪克土，门户不束，厥而面青，当归厚朴汤，或熟料五积散去麻黄。

凡久泻，谷道不合，或脱肛，此元气下陷及大肠不行收令而然，用白术、芍药、神曲、陈皮、肉豆蔻、诃子皮、五倍子、

---

① 薷：原作“茹”，据卷八“泄泻”附方“薷苓汤”改。

② 录食泻：古病名。指食入即泻。一名漏食泻、禄食泻。见《丹溪心法·泄泻》。

乌梅为丸，以四君子汤加升麻、防风，煎汤送下。其有久泻，肠如雷鸣，感冷则愈重，其脉两寸滑者，此积水也，当大行其水自安。

凡泻，犯五虚者不治。脉细，皮寒，前后泻利，饮食不入，是为五虚[①]。

凡交肠之证，大小便易出，是气不循故道，是以清浊混乱，用五苓散分利阴阳，同调胃等药治之。

痢　疾

痢疾者，古之所谓滞下也。或内伤饮食生冷，或外感风寒暑湿，皆令人气滞成积，郁而生热，则为湿热。湿热伤气，则成白痢；湿热伤血，则成赤痢；气血俱伤，则成赤白痢。以赤白属之大小肠者，气血之所由以分也。其证脐腹疼痛，大便窘迫，里急后重，所下或白或赤，或赤白相杂，或下鲜血，或下瘀血，或如豆汁，或如白脓，或如鱼脑脓血之类，或如屋漏水，频欲登厕，日夜无度。此其积有浅深，而感亦因之轻重。古方谓赤者属热，白者属寒，赤白者寒热交并。伤风则下清血，伤湿则下如豆汁。而河间以赤白皆属热而无寒，《内经》亦以为热多而寒少，丹溪以为有挟虚、挟寒者，论各不同。然此证内伤饮食积聚，外感五淫六气，岂尽热而无寒哉！须是脉证两审，如脉数大者为热，迟细者为寒；所下赤黄者为热，清白者为寒；口渴，身热，大便口燥辣者为挟热；口不渴，身不热，喜得热

---

① 脉细……是为五虚：《素问·玉机真脏论》作“脉细，皮寒，气少，泄利前后，饮食不入，此谓五虚”。

手熨荡①者为挟寒。临证最宜消息，慎毋执一论也。大法当先疏导其积滞，开除其湿热，调理其血气，兼之扶养脾胃，分利阴阳，斯不失为治痢之大要矣。

治　例

凡痢初得一二日间，以推荡为法。经曰：溲而便脓血，知气行而血止也。河间曰：行血则便脓血自愈，调气则后重自除。重则承气汤，轻则芍药汤，或木香槟榔丸、治痢四神丸，皆可审用。

凡痢，发热不恶寒，脉大而洪实者当下。又腹满者为实，当下，下后看气血调理。如恶寒者，脉浮大者，血气虚者，皆不可下，止宜和中疏气，清热除积，如橘皮、芍药、木香、黄连、枳壳、厚朴、滑石、甘草之类。

凡痢初起，切不可用人参、白术、山药、肉果等实脾之药。脾实则积反固结不行，滞于肠胃之间，而反欲作痛。不若用前疏气导积等药，则易愈也。

凡痢，恶寒发热，身首俱痛者，此为表证，宜微汗和解。用苍术、干葛、橘皮、芍药、甘草、生姜之类，甚则羌活汤加减。若挟外感，身热不恶寒者，宜小柴胡汤去人参；口渴者去半夏，加葛根。仍照证加减治之。

凡初下痢，腹痛，当各分治法。如挟寒则温散，挟火热则寒清，挟食积则消导，挟血虚则调和。大抵痛在上，积在胃也；痛在下，积在肠也。重者行之，轻者和之，不可混同施治也。

凡痢，腹痛甚，脉洪急或数，身热，及后重、脓血稠黏者，

① 荡：通“烫”。《物类相感志·器用》：“热碗足荡漆桌成迹者，以锡注盛沸汤冲之，其迹自去。”

芍药黄芩汤。又曰：不问赤白新久，但腹中大痛，其脉弦急，或涩浮大，按之空虚，或举按皆无力者，仲景建中汤。

凡痢，初不问赤白，但里急后重，频欲登圊[①]，及去而所下无多，既去而腹内复急，此为气不和证，宜调气为先，藿香正气散加减。

凡痢赤白，身发热，小便不利者，宜荡胃中积聚，非多服益元散不可。

凡痢禁口者，胃中热甚，大虚大热，因湿热毒气上冲心肺故也。法用姜汁炒黄连二钱，人参四钱，煎汤，终日呷之，但得一呷下咽便开，即为可救。又以田螺捣烂，入麝香少许，罨脐中，引热下行，效。又法：以木鳖子去壳，捣如泥，加麝香少许，填入脐中，外以熟面作果样掩之，以帕扎定，用热鞋底熨之，待腹中作响，喉中知有香气，即思食矣。亦有因冷药，并服药过多，以致脾胃虚弱不食者，却不可拘于赤痢难用热药之说，当以温中进食为先，宜治中汤加木香、砂仁，妙。

凡感暑气而作痢者，其人自汗，发热，面垢，呕逆，渴欲引饮，腹内攻刺，小便不通，痢、血频并，宜黄连香薷饮，佐以五苓散、益元散，甚则用蜜水调服。若腹痛甚，食不进者，木香交加散。

凡食积作痢，色黄，或如鱼脑浆，腹胀痛甚，或恶食，宜消积导滞为主，如木香槟榔丸之类。

凡气痢，去如蟹渤[②]，拘急独甚，木香匀气散，或木香槟榔丸。

---

① 圊（qīng 青）：厕所。
② 蟹渤：螃蟹口中吐泡声。

凡痢下血，当凉血和血，用当归、黄芩、桃仁之属。若下如黑豆汁，此为湿伤血证，宜行湿清热，当归和血散、升阳除湿防风汤、五苓散加黄连、芍药、滑石、槐花之类。

凡心经有伏热，下痢纯血，色鲜红者，宜生犀角丸，或犀角地黄汤。

凡痢血，色黯如瘀，服凉药而所下愈多，去愈频者，当作冷痢治，宜理中汤加肉果、木香。仲景云：小肠有寒者，其人下重便血，当以干姜炒存性为末，每一钱，米饮调服，治血痢有神。

凡下痢如冻胶，或如鼻涕，或如鱿[1]色，或如腊茶色者，皆作冷痢治之，用理中汤合平胃散。

凡下痢后重，一曰大肠为积与气，坠下，其重至圊后不减者是，宜以大黄、槟榔辈泻其所压之邪，而重自止；一曰大肠虚滑，不能自收，其重至圊后随减者是，宜以人参、升麻辈固其所脱之气，而重亦安。其有下坠异常，积中有紫黑血，而痛甚者，则又为死血证，用桃仁泥、红曲、乳香、没药、滑石行之。

凡痢，用承气等药推积之后，仍后重者，乃阳不升也，当用升麻升其阳，其重自除。

凡痢，大孔[2]痛者，热流于下也，宜用木香、槟榔、黄芩、黄连，加干姜。一法用瓦，打如钱样，烧红投童便中，急取起令干，以纸包置痛处。或以炒盐熨之。

凡痢，大孔开如空洞不闭者，用葱和花椒末，捣烂，塞谷

---

① 鱿（shěn 审）：鱼子。

② 大孔：肛门。

道[1]中，并服酸涩固肠之剂收之，如粟壳、诃子皮之类。

凡[2]痢既已，行气和血而积少，但虚坐努责而不得大便，此为血虚也。血虚则里急，用当归为君，以生血药佐之，复以陈皮和之，血生自安。

凡痢百药不效，有得吐而愈者，以平日嗜食湿热发火之物，积痰在肺而然也。盖肺为大肠之脏，故能令大便不固，法当吐去胶痰，其利自止，所谓在上者涌之也。

凡久痢，脓血稠黏，里急后重，日夜无度，经年累月，或便频而少，欲通不得通者，当以重药大下之。此通因通用之法，亦所谓在下者竭之也。

凡久痢，秽积甚少，虽下如清涕，而中有紫黑血丝，食全不进者，当作瘀血治之。以桃仁、乳香、没药、滑石加大黄，佐以槟榔、木香，用神曲糊丸，以米汤下百丸。不动，再服二百丸，瘀必行矣。

凡下痢恶心者，或痰与火，或湿热之气上冲，宜和气血、开郁滞、清湿热之剂，酌而用之。

凡下痢传染相似者，谓之时疫作痢，当推明运气之胜伏以治之。

凡老人深秋患痢，发呃，逆呕者，黄柏炒燥为末，陈米饭丸如豌豆大，每三十丸，用人参、白术、茯苓三味煎浓汤，连吞三服愈。切不可服丁香等热药。

凡处暑后，秋冬间，腹痛下痢，多属于寒积，洁古厚朴丸甚效。

---

① 谷道：肛门。

② 凡：原缺，据前后文例补。

凡痢大下后，切勿便补住。其或力倦，少气，恶食，此为挟虚证，宜加白术、当归身尾，甚者加人参。若又十分重者，止用此药加橘皮补之，虚回而利自止矣。

凡久痢，体虚气弱，滑泄不止，亦当以涩药止之，诃子、肉豆蔻、椿根白皮之类。然须以陈皮为佐，恐太涩亦能作疼也。又曰：久痢不止则属阴虚，须滋阴药兼升散①，并热药用则效。又曰：久痢不能起床，不食，瘦弱之甚者，宜加补中益气汤。

凡休息痢，因兜住太早，积不尽除，或因痢愈而不善调理，以致时止时作，宜阿胶梅连丸，或四君子汤加木香、陈皮，下驻车丸，效。

凡劳痢，因痢久不愈，耗损精血，致肠胃空虚，变生他证，或五心烦热，如劳之状，宜蕨莲饮。白多倍蕨，赤多倍莲。

凡虫疰痢，色黑如鸡肝，发渴，五内切痛，乃服五石汤丸逼损真阴。其血自百脉经络而来，宜茜根丸，亦有宜温热药者。

凡痢后风，因痢后下虚，不善调摄，或多行，或房劳，或感外邪，致两脚双软，若痛若痹，遂成风痢，甚至手足踡挛者，宜独活寄生汤吞虎骨四斤丸，外以杜牛膝、杉木节、白芷、南星、萆薢煎汤熏洗。

凡痢脱肛证有二：一因努责而出者，宜芍药汤加酒大黄，以泻其湿热积滞之气，痢止则大便自调，而肛不复脱；一因气虚下陷而脱者，宜补中益气汤倍当归、白芍药，使气升血生，痢止而肛亦不复脱矣。其有不收者，外用荆芥穗、五倍子末、朴硝，煎汤熏洗，轻手按入，以帛勒之，再灸百会、长强穴

① 须滋阴药兼升散：《医学纲目》卷二十三《脾胃部·滞下》引丹溪语作“用寒凉药，必兼升散药”。

则愈。

凡泻痢已止，脾胃尚虚，难任饮食，宜补养充足，自然进食，切不可用消导克伐之剂。设或喜食太过，太伤脾胃，而心腹痞满、恶心呕逆者，不拘此例。

凡痢，在下则缠滞①，在上则呕吐，此为毒积未化、胃气未平证也。当认其寒则温之，热则清之，虚用参、术补之，毒解积下，食自进矣。

世俗谓无饱死痢疾，为痢而能食者，胃气未病，故言不死，非指恣口腹之欲，毫不撙栉者而言也。其有粥多及食而作痛者，宜夺食。夺食者，减其粥食，绝其肉味也。

凡下痢已瘥，至其年、月、日、时复发者，以病未尽故也，当大下之。

世俗以芩、连、芍药为痢必用之药，然脾胃伤冷致痢者，亦禁用寒凉。又曰：黄连等当施于初痢之时，若病久肠胃虚者，须酌用之。

凡下痢纯血，如尘腐色，如屋漏水，大孔开如竹筒，身热，唇如朱红者，皆为不治之证。

凡痢，脉沉小留连者生，浮大而洪者死，微弱者为欲自止。

黄　疸

经曰：中央黄色，入通于脾。盖黄，土色也，为湿热之物蕴积于脾，湿与热抟，气不得透，郁而成黄，故其色形于外，与腌曲相似。其病有五：曰黄汗，曰黄疸，曰谷疸，曰酒疸，曰女劳疸。丹溪云：同是湿热，不必分五等。然湿岂无轻重之

① 缠滞：缠绵难下。

别乎？盖湿气胜者，色如熏黄而晦，一身尽痛；热气胜者，色如橘黄而明，身不痛。大法专以除湿热、利小便为先。又有湿热内盛，致伤血分，亦令人色黄如疸。但疸证小便不利，血证小便自利耳。又有伤寒阳明内实，当下而不下，当汗而不汗，当分利而不分利，使湿热之气怫郁，亦令人发黄如疸。大抵疸之一证，总为脾受湿热，郁而不行。若医者治之失宜，病者不遵禁忌，延之日久，必致腹胀发渴，形如烟熏，鼻出冷气，渐变黑疸。虽遇卢、扁，亦无如之何矣！

治　例

凡诸疸，小便不利者为里实，宜利小便，或下之；无汗为表实，宜发汗，或吐之，吐中便有发散之义也。

凡黄汗者，身体俱肿，汗出不渴，其汗能染衣，黄如檗汁。此其人素蕴热于脾中，喜自汗，汗出复为风寒所遏，或入水洗浴以闭其汗，汗秘则湿热愈甚故也。宜桂枝黄芪汤主之。

凡黄疸者，食已即饥，遍身及爪甲皆黄，小便赤黄色，发寒热。此由酒食过度，脏腑极热，水谷相并，积于脾胃，复为风湿所侵，结滞不散，热气熏蒸而然。宜胃苓汤加滑石、芩、连、山栀、茵陈、苍术、猪苓、泽泻之类。如一身发热而黄，肚热，热在里者，当下之。

凡谷疸者，食已即头眩，心中怫郁不安，遍身发黄。此由太饥时过伤饮食，宜茵陈汤，或谷疸丸、茵陈栀子汤、红丸子。

凡酒疸者，身目皆黄，心中懊侬而热，不能食，时时欲吐，足胫满，小便黄，面发赤斑。此由饥中饮酒太醉，当风入水所致。又曰：小便不利，心中热，足下热，是其候也。宜葛根、栀子、藿香、枇杷叶汤调五苓散，或葛根汤，或小柴胡加茵陈、豆豉、大黄、黄连、葛根之类。失而不治，则变为黑疸，目青，面黑，心中如啖蒜状，大便正黑，皮肤指爪不仁，则难治矣。

凡女劳疸，身目皆黄，额上黑，微汗出，手足中热，薄暮则剧，膀胱急，少腹痛，小便不利，或发热恶寒。此由入房过劳入水所致，东垣肾疸汤。或脾气不健，大便滑者，加味四[①]君子汤；小便不利者，滑石散。其元气已伤，形气孤危，如多渴而腹满者难治，腹如水状者不治。

凡蓄血发黄，其人喜狂，喜忘，必大便黑。法当逐瘀血为主，而兼以清湿热，桃仁承气汤、抵当丸之类。

凡阳明伤寒失汗而发黄者，宜茵陈五苓散、渗湿汤之类。

凡治疸须分新久。新病初起，即当消导攻渗，茵陈五苓散之类；久病脾胃受伤日久，则气血虚弱，须补，参术健脾汤之类。若口淡，怔忡，耳鸣，脚软，或微寒热，小便赤白浊者，又当作虚治，宜养荣汤、四君子汤吞八味丸之类，不可过用凉剂强通小便，恐肾水枯竭，久而面黑黄色，不可治也。然亦有元气素弱，避渗利之害，过服滋补，以致湿热愈增者，则又不可拘于久病调补之例。

凡治疸，脉浮，腹中和者宜汗；脉浮，心中热，腹满欲吐者宜吐，瓜蒂散之类；脉沉，心中懊侬，或实痛腹满，小便不利而赤，自汗者，宜下，栀子大黄汤之类；脉不浮不沉，微弦，腹痛而呕者，宜和解，小柴胡汤之类；脉沉细无力，身冷而黄，或自汗泄利，小便清白，为阴黄，宜温，茵陈附子干姜汤之类。男子黄，大便自利者，宜补。饥饱劳役内伤中州，变寒病生黄，非外感而得者亦宜补，养荣汤、补中汤、大小建中汤之类。

凡年壮气实，脉来洪大者易愈；年衰气虚，脉来微涩者难

---

① 四：原缺，据文义、原目录及方剂名称补。

愈。又曰：脉洪大，大便利而渴者死；脉微小，小便利而不渴者生。

又有一种食劳疳黄者，即黄胖病也。仲景论黄疸，以十八日为期，而此则经年累月，愈久愈黄，乃宿病也，宜大小温中丸，或暖中丸、枣矾丸之类。然此等方，在田家作苦者宜之，若虚人，及豢养[①]柔脆者，更宜佐以补剂为妙。

水肿

经曰：诸湿肿满，皆属脾土。夫水肿之症，皆因脾虚不能制水。盖胃与脾合气，胃为水谷之海，因虚而不能传化，以致水溢妄行，浸渍脾土，遂使三焦停滞，经络壅塞，久久灌入隧道，渗于皮肤，注于肌肉，而成此病。其始发也，大抵目窠上微肿，如新卧起之状，或肢体重着，股间清冷，小便涩黄，遍身浮肿，皮薄而光，手按成窟，一举手即满。其名多，有二十二种，曰风水、皮水、石水、正水、黄汗，曰青水、黄水、赤水、白水，曰黑水、玄水、气水、高水，曰心、肝、脾、肺、肾五水，曰肤胀、肠覃、石瘕，更有头、面、四肢、脚肿诸类。虽病各不同，总不越于实土导水之治法。然谷则脾主之，而水则肾主之，固[②]曰脾虚不能制水，而亦因乎肾虚不能行水。故治者当补脾胃之虚，使脾气得实，则自能升降运动其枢机而水自行；次当补肾之虚，使肾气实，受五脏六腑之精而藏之，水有所归而不至泛溢。夫如是，则土坚水运，肿亦不治而自消。如徒曰病者急于取效，专以破气去水为功，势必至竭其阴阳，

① 豢养：养育。
② 固：因此。

绝其胃气，或得暂愈，将必复发，遂成蛊胀，吾未见其有能生者矣。

治 例

凡脐腹四肢悉肿者为水，但腹胀，四肢不甚肿者为蛊。然湿肿、气肿，初起亦颇相似，若以手按成凹，不即起者为湿，按之皮厚不成凹者为气。又曰：肿与胀不同，肿者，遍身浮肿，当属之表；胀①者，胸腹胀满，当属之里。先胀后肿者，自里而散于表也；先肿后胀者，自表而入于里也。故曰：先起于腹而及四肢者易治，先起于四肢而及腹者难治。今之方书，不复分别，而以肿胀同论，似未尽善。

此症有阴阳之别，凡遍身肿，烦渴，小便赤涩，大便秘者，属阳水。宜看轻重，轻用五皮饮，或四磨饮，重则疏凿饮子利之，以通为法。若其人虽烦渴，而大便已利者，不必更利之，宜用五苓散加木通、大腹皮之类，以通小便而已。

凡遍身肿，不烦渴，大便自调，或溏泄，小便虽少而不赤涩者，属阴水，宜实脾为先。若其人小便如常，时赤时白，至晚则微赤，却无涩滞者，亦属阴也，宜渗湿流气，如木香流气饮之类，不可遽补。又曰：阳水多外因，阴水多内因；阳水先肿上体肩背手膊，手三阳经，阴水先肿下体腰腹胫胕，足三阴经。故男从脚下肿上，女从头上肿下，是为逆症，不可治也。

凡十种水症，各有所根，各从其肿起处验之。如青水先从左胁起，其根在肝；赤水先从舌根，或从脚跟起，其根在心；黄水先从腰腹起，其根在脾；白水先从脚起，其根在肺；黑水

① 胀：原作“满”，据前后文义改。

先从外肾①起，其根在肾；玄水先从头面起，其根在胆；风水先从四肢起，其根在胃；石水先从肾起，其根在膀胱；高水，即里水，先从小腹起，其根在小肠。已上十水，古方通用神助丸，看症递为君臣。然此等药太觉峻厉，恐元气稍弱者必不能胜，在善治者临症消息之，庶无夭枉之患矣。

凡五脏水，如身重而少气，烦躁，不得卧，其阴大肿者，心水也；胁下腹中皆痛，腹大不能转侧者，肝水也；四肢重，津液不生，少气，小便难者，脾水也；小便难，大便鸭溏者，肺水也；腰痛，脐肿，阴下湿，足冷不得溺者，肾水也。仲景云：诸有水者，腰以上肿，当发汗，腰以下肿者，当利小便，乃愈。《内经》所谓开鬼门、洁净府者，此也。

凡脉浮，胕肿，按之没指，不恶风，其腹如鼓，不渴者，皮水也，当发其汗。如四肢肿，水气在皮肤中，四肢聂聂②动者，防己茯苓汤主之。

凡肺移寒于肾，其症如囊里裹浆，或遍身肿满，按腹不坚，疾行则濯濯③有声，或喘嗽不定者，名曰涌水，葶苈丸主之。

凡脉沉迟，身热，头面皆肿，胸中塞，不能食，不得眠者，黄汗也，当如黄疸治法。若正水，则脉沉迟而止④自喘耳。

凡邪气客于皮肤之间，鼟鼟⑤然不坚，腹大，身尽肿，皮厚，按其股窅⑥而不起，腹色不变者，是为肤胀。宜四制枳壳

---

① 外肾：阴囊。

② 聂聂：轻虚平和貌。

③ 濯濯：肠鸣声。

④ 止：通“只”，只是。张从正《汗下吐三法该尽治病诠》：“乃知圣人止有三法，无第四法也。”

⑤ 鼟鼟（kōng kōng 空空）：象声词。叩击中空物体的声音。

⑥ 窅（yǎo 咬）：本指目深陷，此指凹陷。

丸，或木香流气饮。

凡寒气客于肠外，与卫气相抟，气不得荣，因有所系，癖而内着，恶气乃起，息肉乃生。其始大如鸡卵，稍以益大，至其成如怀子之状，按之则坚，推之则移，月事以时下者，是为肠覃。当以磨积消块之药治之，如晞露丸、木香顺气散。

凡寒气客于子门[①]，子门闭塞，气不得通，恶血当泻不泻，衃以留止，日以益大，状如怀子，月事不以时下，而生于胞中者，是为石瘕。通经为先，宜见晛丸[②]、和血通经汤，外用坐药。经曰：皆生于女子，可导而下也。

凡四肢肿者，谓之肢肿，宜五皮饮加姜黄、木瓜之属。

凡人有一身之间惟面与双脚浮肿，早则面甚，晚则脚甚。经曰：面肿为风，脚肿为湿。乃风湿所致，须问其大小府通闭，别其阴阳二症，前后用药，惟除湿汤加木瓜、大腹皮、白芷可通用，或苏子降气汤合除湿汤煎服。若面独肿者，止用苏子降气汤。如眼胞上下肿者，此又因脾气空虚，或多忧多怒，心事不乐，朝夕致卧而然，宜以清气健脾之剂治之。

凡感湿而肿者，其身虽肿，而自腰下至脚下尤重，腿胀满尤甚于身，气或急或不急，大便或溏或不溏，但宜通利小便，如五苓散，或除湿汤加木瓜、大腹皮、莱菔子之属。如因气而肿，脉沉伏，或腹胀，或喘急者，则用分气紫苏饮主之。

凡人患生疮，用干药太早，疮毒内攻，致遍身肿者，宜消风败毒散。

凡饮食过多，致伤脾气而肿者，枳术丸、保和丸；因酒者，

---

① 子门：子宫颈口。

② 见晛（xiàn 现）丸：指木香见晛丸。

小萝皂丸。

凡南北人易地，水土不服而肿者，宜胃苓汤主之。

凡一切疟疾、泄痢、大病后浮肿者，皆系脾虚，宜六君子汤随症加减。

凡肺脾虚弱，不能通调水道而肿者，宜用补中益气汤以补脾肺，六味地黄丸以补肾。

凡有心火克肺金，不能生肾水，以致小便不利而成水症者，用人参平肺散以治肺，滋阴丸以滋小便。

凡有肾经阴亏，虚火烁肺金而小便不生者，亦用六味丸以补肾水，补中益气汤以培脾土，肺、脾、肾之气交通，则水谷自然克化。二经既虚，渐成水胀，又误用行气分利之药，以至小便不利，喘急痰盛，必成蛊症，宜加减金匮肾气丸主之。已上诸肿，最宜分有余不足。如不服水土，饮食过伤，七情气郁，疮毒内攻，风湿相抟等类，皆属有余；如久疟、泄痢，脾肺虚弱，水火不交，阴虚火烁，一切大病之后，皆属不足。此似水之症，实非水也，最宜详审毋忽。大凡不足者，正气不足；有余者，邪气有余。凡邪之所凑，必正气虚也。故以治不足之法治有余则可，以治有余之法治不足则不可。

凡妊娠脾虚，遍身浮肿，心腹胀满，喘促，小便不利者，名曰子肿，防己汤主之。

凡产后肿者，必须大补气血为主，少佐以苍术、茯苓，使水自行。若因败血循经，流入四肢，淫留日深，腐烂如水，故令四肢浮肿面黄者，血行则肿自消。

凡水肿，唇肿，齿焦，唇卒肿而黑，掌内无纹，脐凸，背平，缺盆满，阴囊、茎俱肿，张口，足趺、膝大如斗，皆为不治之症。

凡脉洪大者生，大而缓者生；浮而紧者死；实者、虚者、微细者难治。

胀满

夫胀满何自而起也？经曰：诸湿肿满，皆属脾土。又曰：诸腹胀大，皆属于热。总为脾虚湿热所致。丹溪曰：心肺，阳也，居上；肝肾，阴也，居下；脾居中，亦阴也，而为土，磨化五谷。经曰：饮食入胃，游溢精气，上输于脾，脾气散精，上归于肺，通调水道，下输膀胱，水精四布，五经并行。是脾具坤静之德而行乾健之运，故能使心肺之阳降，肝肾之阴升，而成天地之交泰，是为无病。今也七情内伤，六淫外侵，饮食不节，房劳致虚，脾土之阴受伤，转输之官失职，胃虽受谷，不能运化，以至阳自升，阴自降，而成天地不交之否。于是清浊相干，隧道壅塞，气化成湿，湿郁成热，热留而久，湿热交固，肿胀生焉。经曰鼓胀是也，以其外坚中空似鼓。又名曰蛊者，若虫之浸蚀而有蛊之义也。理宜补脾，兼之养肺金以制肝木，使脾无贼邪之虑，滋肾水以制火，使肺得清化之令，断妄想以保母气，却盐味以防助邪，斯得治之要矣。大抵此病之起，有寒，有热，有积滞、积血、积气，湿热内郁，五脏诸胀，种种不同。然总是荣卫留止，寒热相郁，真邪相攻，两气相抟而致，或因于饥饱劳役而发，根深势笃，固非一日。治是病者，必须详究致病根原，细察脏腑之部分形证，邪气之所自来。纵是通腹胀满，卒难究竟者，亦必有胀甚之部，与病先起处，即可知何脏腑之气受邪。其不行者为先，而后及乎中焦气交之分，于是转运不前，壅聚通腹胀满也。若脾胃受邪，便先是胃脘心下痞气起，渐积为通腹胀也。腹，属脾也。属脾胃者，则饮食少。属他脏腑者，则饮食如常，此亦可验。又须分其表里浅深：以胀在皮肤孙络之间者，则饮食如常；其在肠胃肓膜之间者，则饮食减少；其气壅塞于五脏，则气促急，不食而病危矣。是故病在表者易治，入腑者难治，入脏者不治。更须分虚实寒热，其脏腑之气本盛，被邪填塞不行者为实；其气本不足，因邪所壅者为虚。实者祛之；虚者补之；寒者热之；热者寒之；留者行之。邪从外入内而盛于中者，先治其外，而后调其内；阴从下逆上而盛于中者，先抑之而后调其中；阳从上降下而盛于中者，先举之，亦调其中，使阴阳各归其部。故《内经》治法，谓平治权衡，去菀陈莝[1]，开鬼门，洁净府，宣布五阳[2]，巨气[3]乃平，其是谓与。

治　例

经曰：五脏六腑皆有胀，其胀在脏腑之外，排脏腑而郭胸腹[4]，胀皮肤。胸腹者，脏腑之郭[5]也，各有畔界，各有形状。荣气循脉，卫气逆为脉胀。卫气并脉，循分肉为肤胀。乃若善哕，四肢烦悗，体重不胜衣，卧不安者，脾胀也。腹满，胃脘骨[6]痛，鼻闻焦臭，不食，大便难者，胃胀也。虚满而咳喘者，肺胀也。肠鸣而痛，濯濯有声，遇寒则飧泄不化者，大肠胀也。股胀引背、腰、髀痛者，肾胀也。少腹满而疼者，膀胱胀也。

---

① 去菀（yù 遇）陈莝（cuò 错）：祛除蓄积于体内的水湿之邪。菀，通“郁”，郁积。莝，本指铡碎的草，此指糟粕。

② 五阳：五脏之阳气。

③ 巨气：正气。

④ 排脏腑而郭胸腹：谓向内挤压脏腑，向外扩张胸腹。排，挤压。郭，扩张。

⑤ 郭：本指外城，此指脏腑的外廓。

⑥ 骨：《灵枢·胀论》无，疑为衍文。

胁下满而痛引少腹者，肝胀也。胁下胀满，口苦，善太息者，胆胀也。气满于皮肤中，硁硁[①]然而不坚者，三焦胀也。烦心短气，卧不安者，心胀也。少腹胀，引腰而痛者，小肠胀也。脏腑之胀如此，临症其详审焉。

凡胀，按之不痛为虚，痛者为实，实者宜下之。又曰：吐利不食，时胀时减，按之则陷而软，此阴寒为邪也。如身热咽干，常腹内痛，按之不陷而坚硬，此阳实为邪也。大抵肥人气虚，多寒湿；瘠人血虚，多湿热。

大法以补脾、制肝、导水、消谷为主，看其所挟而兼用药。挟气则散气，挟血则破血，挟寒则温寒，挟热则清热，对症施治，方为切当。古方禹余粮丸，所以制肝实脾，虽为治胀神药，必须随症加减。盖以煅炼之药，火邪尚存，温热太多故耳。

世俗谓气无补法，以其痞满壅塞，似难于补。然正气虚而不能运行，邪滞着而不出，不补其正，病何由痊？经曰：壮者气行则愈，怯者着而成病，此之谓也。

此症多以积渐而成，或是病后脏气未复，邪气乘虚，切不可妄言攻下。病者苦于胀急，医者亟于取效，往往喜行利剂。殊不知伤其真气，去死不远。即经云下之则胀已者，亦指外感风寒之邪，传入阳明里分，大实大满，则以承气汤下之。或过伤酒面厚味，湿热内郁，及脉坚实，人壮盛者，亦下之。此皆言病初起，邪有余而然。若病久脾胃虚弱，虽甚胀急，或其大小便不利，皆气不运，血不荣也，当大补气血为主，慎毋用下，以夭人之生命也。

凡胀，朝宽暮急为血虚，补血为主；朝急暮宽为气虚，补

---

① 硁硁（kēng kēng 坑坑）：象声词，行走之声。

气为主；朝暮俱急，气血两虚，宜气血两补，而宽中消胀之药，随意加减。

《脉经》曰：胃中寒则胀满。又云：寒中则腹胀满。又云：浊气在上，则生䐜胀。又云：太阴之厥，则腹满䐜胀，后不利，不欲食，食则呕，不得卧。是皆属于寒也。宜治以辛热之剂，如木香塌气丸，或人参养胃汤。大抵寒胀多而热胀少。然此症初虽因寒，阳气被郁，久亦成热矣。经又曰：诸腹胀大，诸病有声，鼓之如鼓，皆属于热是也。故东垣主于寒，丹溪主于热，各有所指。寒，言其因也；热，言其变也。二者虽殊，统观则一，在人善会之，不可胶柱而鼓瑟也。

凡热胀，必大小便秘涩，鼓之有声。经云：下脘不通，则胃气热，热气熏胸中，故内热。下脘者，幽门也。幽门秘涩，反冲其吸入之气，不得下归于肺肾，作为阴火，动而相距，致浊阴之气不得下降，而大便干燥不行，胃湿与客阴之火俱在其中，而胀甚矣。是当泄其阴火，润其燥血，生益新血，通其幽门，使浊阴得下归于地，而胀乃消。经曰：中满者泻之于内。此之谓也。通幽汤、润肠丸或沉香交泰丸主之。

凡因失饥伤饱，痞闷停酸，旦食不能暮食。旦，阳气方长，谷气易消，故能食；暮，阴气方进，谷不能化，故不能食。其脉沉实滑，病名谷胀，用鸡矢醴，或大异香散主之。

凡过伤酒面膏粱厚味，食已便卧，是湿热之气内郁，不得施化，宜清胃除湿。治热胀，分消丸主之。

凡饮食所伤，脾胃虚弱，以致水谷聚而不化，心腹膨脝①，或大小便闭涩，或有形坚硬，法当磨积导滞，如香砂调中汤、

① 膨脝（péng hēng 彭亨）：腹部胀大。

广茂[①]溃坚汤，甚则木香槟榔丸下之。

凡气胀心腹痞膈，气满于皮肤中，壳壳然[②]坚硬，四制枳壳丸主之。

凡血胀者，因瘀蓄死血而然，腹皮上见青紫筋，小水反利，脉芤涩。此症妇人多有之，法当活血行气，如桃仁承气汤。势重者，抵当汤。如虚人，且以当归活血汤调之。

凡胀，有气分、血分。气分，谓气不通利而胀；血分，谓血不通利而胀。非胀病之外，又有气分、血分之病也。盖气血不通利，则水亦不行而尿少，尿少，则腹中水渐积而为胀。但气分，心下坚大而病发于上；血分，血结胞门而病发于下。气分，先病水胀而后经断；血分，先经断而后病水胀也。气分之症，当以下气消膨为先，枳壳散、木香流气饮、三和散之类。血分之症，大小产后多有之，惟胎前脚肿不同，产后则皆败血所致，当于血上治之，夺命丹、黑神散皆为要药。

凡七情郁塞，气道升降失常而胀者，审是何气受病，当从其所伤而治之。

凡岁土太过，湿乃大行，民病中满腹胀。土郁之发，民病心腹胀，肠鸣。火郁之发，民病胁、腹、胸及四肢䐜胀。此皆岁气之所使也，当推其胜复之理以调治。

凡唇黑，则伤肝；缺盆平，则伤心；脐出，则伤脾；足心平，则伤肾；背平，则伤肺。犯此五伤，必死勿治。

凡脉来浮大者易治，虚小者难治。脉洪数为湿热，必口渴；脉弦细为寒，不渴。右关弦而涩者，胃中有瘀血。寸口大似涩

---

① 茂：原作“茂”，形近而误，据文义改。后同此。

② 壳壳然：中空貌。晋·皇甫谧《针灸甲乙经·八水》：“肤胀者，寒气客于皮肤之间，壳壳然不坚。”

者，胀也；关盛而紧者，胀也。关脉虚则内胀，关迟而滑者胀，关虚而紧者胀。弦而迟、浮而数者，皆胀也。

积 聚

经曰：积聚、癥瘕，坚硬腹满，皆属太阴湿土。《难经》云：积者，阴气也；聚者，阳气也。故阴沉而伏，阳浮而动。气之所积名曰积，气之所聚名曰聚。积者五脏所生，聚者六腑所成也。积者为阴，其发有常处，其痛不离其部，上下有所终始，左右有所穷处；聚者为阳，其始终无根本，其痛或隐或现，上下无所留止，痛发无所定位。《针经》云：肠胃之络伤，则血溢于肠外，肠外有寒汁沫，与血相抟，则并合凝聚而不得散，日以成积。积者，停蓄之谓，曰积聚，曰癥瘕，总谓之曰积。然其致病之因，未有不本于六淫七情以致内虚，而风雨阴寒之邪乘之而入，于是挟痰、挟血、挟气、挟食，脾胃之健运有乖，虽欲无病，不可得已。故肝之积，名曰肥气；心之积，名曰伏梁；脾之积，名曰痞气；肺之积，名曰息奔；肾之积，名曰奔豚。此五脏之积有定名，故治亦有定法，而六腑之聚无定形，故治亦无定法。大率行气开痰为主，而消食破血，随病所宜，使真气盛，胃气强，积自消矣。洁古云：养正积自除。至哉言乎！

治 例

丹溪云：气不能作块成积，乃痰与食积、死血而成也。在中为痰饮，宜石碱丸、白芥丸；在左为血块，宜活血丹、当归活血汤；在右为食积，宜香棱丸、红丸子。斯诚确论。然胃脘有食积而发在中者，亦有肝气与宿食相假而积在左者，亦须活看，不可胶滞前说。

许学士云：大抵治积，或以所恶者攻之，所喜者诱之，则易愈。如硇砂、阿魏治肉积，神曲、麦蘖治酒积，水蛭、虻虫治血积，木香、槟榔治气积，牵牛、甘遂治水积，雄黄、腻粉治痰积，礞石、巴豆治食积，各从其类也。若用群队之药分其势，则难取效。须要认得分明，是何积聚，兼何见证，然后增加佐使之药，不尔，反有所损。要在临时通变也。治积当察其所痛，以知其病有余不足，可补可泻，无逆天时，详脏腑之高下。如寒者热之，结者散之，客者除之，留者行之，坚者削之，强者夺之，咸以软之，苦以泻之，全真气药补之，随其所积而行之。节饮食，慎起居，和其中外，可使必已。不然，遽以大毒之剂攻之，不能除，反伤正气，终难复也。可不慎欤。

凡肥气在左胁下，如覆杯，有头足，久不愈，令人呕逆，或两胁痛牵引小腹，足寒转筋，久则如疟。宜大七气汤煎熟，待冷却，以铁器烧通红，以药淋之，乘热服。兼吞肥气丸。

凡息奔，在右胁下，大如覆杯，气逆背痛，或少气，喜忘，目瞑肤寒，皮中时痛如虱，缘针刺，久则咳喘，宜大七气汤加桑白皮、半夏、杏仁各半钱，兼吞息奔丸。

凡伏梁，起脐下，大如臂，上至心下，久不愈，令人病烦心，腹热，咽干，甚则吐血。宜大七气加石菖蒲、半夏各半钱，兼服伏梁丸。

凡痞气，在胃脘，大如覆杯，痞塞不通，背痛心疼，饥减饱见，腹满吐泄，久则四肢不收，发黄疸，饮食不为肌肤，足肿肉消。宜大七气汤下红丸子，兼吞痞气丸。

凡贲豚，发于少腹，上至心，若豚状，或下或上无时，饥见饱减，小腹急，腰痛，口干目昏，骨冷久不已，令人喘逆，骨痿少气。宜大七气汤倍桂，加茴香、炒楝子肉各半钱，兼吞奔豚丸。诸聚，宜散聚汤。

凡积不能移动者曰癥，癥者，坚也；聚散上下无定者曰瘕，瘕者，假也。俗谓七癥、八瘕，经论亦不详载，虽有蛟、蛇、鳖、肉、发、虱、米等七症，初非定名，不过偶因食物所中，留聚不散，假血成形，且有活性，同之积与聚耳。古方多有得吐恶物而愈者，此亦偶然，实亦不外乎积聚之治法也。

凡有饮癖结成块，在腹胁之间，病类积聚，用破块药多不效。此当行其饮，宜导痰汤、五饮汤。何以知其为饮，其人先曾病瘥，口吐涎沫清水，或素所多痰者是也。

凡多饮人，结成酒癖，肚腹积块，胀急疼痛，或全身肿满，肌黄少食，宜十味大七气汤。

凡腹中似若瘕癖，随气上下，未有定处，宜散聚汤。若气作痛，游走心腹间，攻刺上下，隐若雷鸣，或已成积，或未成积，沉香降气散。

凡妇人腹中有块，多属死血，宜活血丹。或一味瓦垄子，烧红以醋淬[①]三次，研为细末，酒下三四钱，效。

凡脉细而附骨为积，沉而有力为积，坚强急者生，虚弱者死。

① 淬：原作“碎”，据文义改。

卷　三

虚　劳

虚劳者，总之五内虚损之谓。皆由平昔不量才力，勉强云为忧思过度，耽逐无节。或大病之后失于调养，遂为七情六欲助其壮火，食其元气，以致神水①内亏，真元内消，而五劳、六极、七伤诸症蜂起矣。五劳者，尽力谋虑，劳伤乎肝；曲运神机，劳伤乎心；意外过思，劳伤乎脾；预事而忧，劳伤乎肺；矜持志节，劳伤乎肾。夫是之谓五劳。六极者，肺极则毛落，胃极则肉脱，肝极则筋缓，肾极则骨痿，脾极则皮枯；心极则血不荣，女子经不行。夫是之谓六极。七伤者，形寒寒饮则伤肺；因醉入房，汗出当风则伤脾；气逆血留，上而不下，积而不行则伤肝；忧愁恐惧则伤心；有所用力举重，若房劳过度，汗出浴水则伤肾；恐怖伤志；寒暑伤形。夫是之谓七伤。之数者皆能损脏腑，耗元气，变生诸症。所得之因虽不同，其为虚劳一也。其病之形，大约头旋晕眩，身疼脚弱，心怯气短，自汗盗汗，或发寒热，或五心烦热，或往来潮热，或骨蒸作热，夜多恶梦，昼少精神，耳内蝉鸣，口中无味，饮食减少，或咳唾痰血，久之肌肉消瘦，皮毛枯槁等类，此其大略也。及其传变，则有二十余种劳蒸病。至于蒸，岂易言哉。虽然，亦可因症以验其蒸之所在。其在心也，少气烦心，舌上焦黑；在小肠也，腹内雷鸣，大便或秘或泄；其在肝也，目昏晕眩，躁怒无时；在胆也，耳聋口苦，胁下坚痛；在肾也，耳轮焦枯，腰膝

① 神水：原指眼珠内之清澈津液。此泛指体内真阴。

酸疼；在右肾也，情意不定，泄精白淫；在肺也，喘咳咯血，声音渐远；在大肠也，鼻孔干疼，大肠隐痛；在脾也，唇口干燥，腹胁胀满，畏寒不食；在胃也，口鼻干燥，腹胀自汗，睡卧不宁；在膀胱也，小便黄赤，凝浊如膏；在三焦也，或寒或热，中脘膻中时觉烦闷；在膈也，心胸噎塞，疼痛不舒；在宗筋也，筋脉纵缓，小腹隐痛，阴器自强；在回肠也，肛门秘涩，里急后重；在玉房也，男子遗精，女人白淫；在脑也，眼眵头晕，口吐浊涎；在皮也，肌肤鳞起，毛枯发焦；在骨也，版齿[1]黑燥，大杼疼痛；在髓也，肩背疼倦，胻骨酸疼；在筋也，眼昏胁痛，爪甲焦枯；在脉也，心烦体热，痛刺如针；在肉也，自觉身热，多不奈何，四肢瞤动；在血也，毛发焦枯，有时鼻衄，或复尿血。凡此诸症，多是热病后食肉油腻，行房饮酒，犯之而成。虽然，此特总论虚劳之在脏腑者耳。若以究竟言之，则人身之中虽有五脏六腑之属，其根专属乎肾。肾为元气之本，都会关司之所，虽曰心能操肾之权，此特言未致病之先，其理则然。而至于病所以成，所以深，所不可药石之症，未有不至肾劳、肾伤、肾极而后定者也。即如从内有忧思恐惧之伤，人但知心伤耳，不知其肾已伤矣。心火燥，则肾水竭，水竭而火势乃炎也。从外有寒暑湿热之伤，人但知肺伤、脾伤、形伤耳，不知其肾已伤矣。内虚故邪入，邪客久而内益虚也。以此例之，脏腑之象如珠可数，总之病而可以虚劳为言，则无论所病者何脏腑，而肾之病也必矣。且也肾之病又有辨焉。有因内伤外感而烁其元者，有因房劳过度，淫思悬忆[2]而亡其精者。他经受

---

① 版齿：亦作“板齿”，即门牙。

② 悬忆：长久牵挂，不能释怀。

伤，而病及肾者易治；肾受伤，而病及他经者难治。此又不可不知也。故治虚劳之法，当以滋肾水、清心火为主，而养气补血，保肺化痰，随症消息之。至于治蒸，用五蒸汤为主，亦随症加减，兼以节欲寡思，生全可望矣。

治 例

凡治虚劳症，当分阳虚与阴虚。大抵脉来软弱、濡缓、迟微，或虚大无力，或上半日转剧，倦怠，心烦，自汗，反觉火上炎，午后即安，手冷面白，是为阳虚。盖阳虚则阴盛，治之宜以辛、甘、淡，如四君子汤、补中益气汤之类。如脉来涩数芤细，逼指空大，或下午及夜为甚，身恒热，瘦而憔悴，色黑，两颊赤，便涩，口鼻干，为阴虚。盖阴虚则阳盛，治之宜以苦、酸、咸，如四物汤、补阴丸之类。若阴阳俱虚者，二症兼治。

凡虚劳潮热者，切不可过用寒凉，如芩、连、栀、檗辈，以泻其阳气；秘结者，切不可骤与疏泻，如大黄、牵牛辈，以损其真阴；喘咳者，切不可妄施发散，如麻黄、羌、防辈，以耗其真气。见血者，不可错认为热，而概以凉血为事，亦不可混以为虚而遽投补益，但宜中和清利之剂，调平脏气，使火邪退，正气复，然后察病胜克，徐徐温养滋补，以久取效。若一得之，便行补益，则邪气得补，遂入经络，是何异闭门而逐盗也。《局方》辛燥，尤所禁投。

凡虚劳发热，未有不由瘀血者，而瘀血未有不由内伤者。人之饮食起居，一失其节，皆成内伤。故一切虚极羸瘦，或腹满胸背痛、不能饮食等症，必内有干血，肌肤甲错，两目黯黑。缓中补虚，大黄䗪虫丸主之。俟死血既去，而后详究病因，参合色脉以治之。

经曰：形不足者，温之以气。温者，养也。温存以养，使气自充，气充则形完矣。非用温热药，如鹿茸、苁蓉、雄、附及丹砂、乳石之流也。又曰：精不足者，补之以味。盖谓谷、肉、菜、果之类，乃出于天赋自然冲和之味，非谓出于人为，如醯[①]酱豆饪偏厚之味也。

凡虚劳症，各脏俱有虚寒、实热之分，必须区别而治。假如肝劳者，虚寒则口苦骨疼，筋挛烦闷，宜续断汤，灸肝俞；实热则关格牢涩不通，眼目赤涩，烦闷热壅，毛悴色夭，宜羚羊角散。心劳者，虚寒则惊怖恍惚，神思不定，宜远志饮子、酸枣仁汤；实热则口舌生疮，大小便秘涩，宜黄芩汤。脾劳者，虚寒则气胀咽满，食不下，噫气，宜白术汤、嘉禾散、大健脾饮；实热则四肢不和，胀满气急不安，宜小甘露饮。肺劳者，虚寒则心腹冷气，胸满背痛，吐逆，宜温肺汤；实热则气喘，面目苦肿，宜二母汤。肾劳者，虚寒则遗精白浊，腰脊如折，宜羊肾丸；实热则小便赤黄涩痛，阴生疮，宜地黄丸。

凡六极之症，即所谓损也。经云：损其肺者益其气。肺主气，气者，阳也。肺气通于天，必用轻清升浮之剂，然后可以补肺之虚而益其气也，如四君子、益气之药也，皮聚毛落者宜用之。然肺损者，宜参术调中汤主之。损其心者调其荣卫。心主血脉，血为荣，气为卫，故损其心者，宜双和汤、八物汤、十全大补汤。神不足者，宜人参养荣汤、天王补心丹主之。损其脾者，调其饮食，适其寒温。脾胃者，谷气之本也，饥则伤脾，饱则伤胃；脾喜温而恶寒，胃喜清而恶热。故补其脾胃者，四气俱备，五味相济，宜参苓白术散、补中益气汤、益胃汤主之。损其肝者缓其中。肝主筋，故肝损则筋缓不能自收持，宜

---

① 醯（xī 西）：醋。

加味虎潜丸。如梦鬼交者，宜桂枝加龙骨牡蛎汤主之。损其肾者益其精。肾藏精，精不足者，补之以味，谓味之厚者，降沉之剂也，宜六味地黄丸、滋阴大补丸、加味虎潜丸主之。

凡虚劳之症，大抵心下引胁俱痛。盖滞血不消，新血无以养之也。宜活血药中加韭汁、桃仁泥之属。

凡劳瘵兼积痰，其症腹胁常热，头面手足则于寅卯时分乍有凉时者是也。宜以霞天膏入竹沥，加少姜汁，调玄明粉行之。若顽痰在膈上，胶固难治者，须行吐法，或用滚痰丸下之。

凡人有面色如故，肌体自充，外看如无病，内实虚损，俗呼为桃花蛀，当审有何证候，于已上诸方消息用之。

凡有服寒凉药，症虽大减，脉反加数者，阳郁也，宜升宜补，大忌寒凉，犯之必坏。

凡劳疾，久而嗽血，咽疼无声，此为自下传上；若不嗽不疼，久而溺浊脱精，此为自上传下。又骨蒸之极，声嗄[①]咽疼，面黧脉躁，汗出如珠，喘之气促，出而无入，毛焦唇反，皆死证也。又骨肉相失，声散呕血，阳事不禁，昼凉夜热者死。

凡脉大为劳，虚极亦为劳，浮而大与数为劳，男女虚细而弱为劳。脉来虚微细弦者，阴阳俱不足。脉弦而大，弦则为减，大则为芤，减则为寒，芤则为虚，虚寒相抟，妇人则半产漏下，男子则亡血失精。

尸　注

尸注者，世所谓传尸劳是也。其名有五：曰蜚、曰随、曰寒、曰丧、曰尸是也。其虫行怪异不一，在人身中。食人精血

① 嗄（shà 霎）：嘶哑。

骨髓，一旬之中，三日一游食，一息五日。游则人剧，息则人安，久而食尽人之骨髓，而人毙矣。复出旁及他人，其亲戚之属，一感其气，体虚弱者则袭之矣。然其名状虽不一，传变虽不同，亦不过五脏之中耳。一入人身，先至肾起，令人腰背拘急，两耳飕飕，响如风声，胻骨酸疼，饮食减，卧则遗精。以次传心，令人夜卧心惊，出盗汗，食无味，五心热，两颊赤纹，心气烦热。心传肺，令人咳嗽上气，鼻干口燥，不闻香臭，肌肤枯燥，或如麸皮①起，或如虫行状，或时疼痒。肺传肝，令人两目晾晾，不能远视，或干涩赤疼，睡卧不安，常欲颦眉②。肝传脾，令人两胁虚胀，食不消化，时或泻利，腹满雷鸣，唇口焦干，或生疮肿，发无润泽。此传变之候，克其所不胜，乃贼邪也，实为难治之症。大法当以保养精血为主，而祛虫次之。然愈者亦百不一也。

治 例

凡欲辨此症，将安息香焚之，令病人吸之，不嗽，非此病也。若烟入喉，嗽不已，则用药治之，如天灵盖散、獭肝散之类。又法：用乳香焚之，令病人将手背熏之，手掌中以帛覆之，熏之良久，手背上生毛，长寸许，白者黄者可治，红者难治，青者黑者必死，其法最验。无毛者非此症也，属虚劳之症也，当从虚劳治法。

血 症

经曰：营者，水谷之精气。营出于中焦，中焦亦并胃中，

---

① 麸皮：小麦的皮屑。此指人的皮肤枯燥剥脱，状如麸皮。

② 颦（pín 贫）眉：皱眉。

出上焦之后。此所受气者，泌糟粕，蒸津液，化其精微，上注于肺脉，乃化而为血，以奉生身，莫贵于此，故独得行于经隧。又曰：中焦受气取汁，变化而赤，是谓血。又曰：营卫者精气也，血者神气也，故血之与气，异名同类焉。又曰：冲脉者，为十二经之血海。又曰：阳道实，阴道虚；阳常有余，阴常不足。由此观之，气血虽有无形、有形之异，而血即气之所生，上下东西，随气而行。然虽流行不息，而各络之中皆有定气以固之，而不溢泄于孔窍之外。故凡其经之气逆，则所属之络气不能固，而此络所属之孔窍遂为出血，如肺溢于鼻、心溢于舌之类。大约一孔出血，周身枯稿，而从下泄者其势缓，从上溢者其势溃。盖血之流沁，本和平顺下，倒冲则失气之常矣。此即孟氏论水之说，可喻也①。经曰：犯热则血溢、血泄、淋、崩、呕、衄。又曰：大怒则形气绝，而血菀于上。又曰：怒则气逆，甚则呕血。又曰：脾移热于肝，则为惊衄吐血。丹溪曰：诸见血皆为热症。又曰：口鼻出血，皆是阳盛阴虚，有升无降，血随气上，越出上窍也。大法当以活血降气为主，而或攻或补，各调其宜，慎勿图效旦夕，专用寒凉止塞之药也。

治　例

凡血从鼻而出者，谓之鼻衄。鼻通于脑，血上溢于脑，所以从鼻而出。且鼻者，肺之窍也。七情内伤，火来克肺，迫血妄行，血行清道而然。此暴病也，治以犀角、升麻、栀子、黄

---

① 此即孟氏论水之说，可喻也：《孟子·离娄下》："源泉混混，不舍昼夜，盈科而后进，放乎四海。有本者如是，是之取尔；苟为无本，七八月之间雨集，沟浍皆盈，其涸也，可立而待也。"意谓有源之水，可以串流不息；无源之水，容易干涸。作者用以说明血之正常运行，本于气之正常运行，故治血当先降气。喻，明白。

芩、芍药、生地、茅花、阿胶之类。大率用药，主于清凉。然所因不同，亦须区别。若伤风寒暑湿，流传经络，涌泄于清气道中而致，当从外因治。如饮酒过多，啖炙煿辛热，或堕跌车马，伤损而致，当从不内外因治。如七情动血，随气上溢而致，当从内因治。其有病衄后，血因旧路，一月或三四衄，更有洗面而衄，日以为常者，此即水不通，借路之意也。并宜茅花汤，调止衄散。若先因衄血，衄止而变生诸症，或寒热间作，或喘急无寐，病状不一，渐成劳惫者，当求之虚损门。

凡舌忽出血如丝，谓之舌衄。以炒槐花末，或炒黑蒲黄末掺之，或用发灰二钱，米醋调服，且傅①血出处。

凡血从毛孔而出，谓之肌衄。以男胎发烧灰盦②之自愈。

凡血从齿缝而出，谓之齿衄，又曰牙宣。有风壅，有肾虚。风壅者，消风散内服外擦。肾虚者，以肾主骨，齿者骨之余，火乘水虚而上炎，服凉药而愈甚，宜盐汤下安肾丸。仍用青盐炒香附黑色，为末擦之。亦有胃热牙疼，而龈间出血，以至崩落，口臭不可近人者，宜服清凉散、甘露饮。

凡耳中出血，谓之耳衄。以龙骨煅研，吹入即止。如左关脉洪弦，宜柴胡清肝散。如尺脉或躁或弱，宜六味地黄丸。

凡热壅于肺，令咳嗽血，久嗽损肺，亦能咳嗽。血热壅者易治，不过凉之而已，宜金沸草散加阿胶，痰盛加贝母、瓜蒌仁之属。损肺者难治，渐成劳矣。若咳白血者必死。白血，浅红色，似肉似肺也，宜补肺汤加阿胶、白及、薏苡仁之属。若气急者，更加杏仁、桑白皮。又丹溪云：咳血乃火升痰盛，如

① 傅：原作“传”，形近而误，据文义改。傅，通“敷”。《广雅·释言》：“傅，敷也。”

② 盦（ān 安）：覆盖。

痰带血丝出者，宜童便、竹沥主之。

凡咯血，不嗽而咯出血也。咯与唾少异：唾出于气，上无所阻；咯出于痰，气郁于喉咙之下，滞不得出，咯而乃出。然皆出于肾也。初起宜白扁豆散去半夏加贝母、生地、藕节之类。又法以生姜一片，四面蘸百草霜噙咽，无味则易之。一方用童便、青黛，以泻手足少阳、三焦与胆所合之相火，而姜汁为佐，四物、地黄、牛膝辈以补肾阴而安其血，久久自愈。

凡吐血，皆是七情内伤，阴虚火动，火载血上，错经妄行，法宜降气，不宜降火。气有余即是火，气降则火降，火降则气不升，血随气行，自无溢出上窍之患，如苏子、降香、麦冬、童便之属。

凡上膈壅热吐血，脉洪大弦长有力，精神不倦，或觉胸中满痛，或血是紫黑块，暴吐一二碗者，乃热伤死血于中，吐出反好。然血必下出乃顺，血既妄行，迷失故道，不去蓄利瘀，则无以御之。法当用生地黄、赤芍药、牡丹皮、当归、荆芥、滑石、玄明粉、醋制大黄、桃仁泥之类，引入血分，从大便导之，使血下行，以转逆而为顺，则去者自去，生者自生，诚妙法也。若日用芩、连、栀、檗之类，辅四物而行之，脾胃败，气血伤矣。

凡血既下行之后，须用薏苡仁为君，多至于两许。百合、麦门冬、鲜地骨皮为臣。嗽则加枇杷叶、五味子、桑白皮，有痰加贝母，皆气薄味淡，西方兑金[1]之本药。因其衰而减之，自不再发，虚劳尤宜。

凡劳伤太甚，气虚不能摄血者，其脉必微弱虚软，精神疲

---

① 兑金：文王八卦兑卦为西方，属金，故云兑金。

愈。法当用独参汤大补之，又非前法可比。

凡从呕而出者，谓之呕血，吐则无声，呕则有声，皆因大怒伤肝，气逆上冲而然也。宜平肝清气，如四物汤加苏子、橘红、沉香、童便，或茅根煎汤，磨沉香服之。

凡因劳心过度，不能统血，及烦闷倦怠者，茯苓补心汤、归脾汤。

凡一种身受寒气，口食冷物，邪入血分，血得冷而凝，不归经络而妄行者，其血必黯黑，其色必白而夭，其脉必微迟，其身必清凉，此又宜以理中汤治之。盖理中能止伤胃吐血，以其方最理中脘，分利阴阳，定安血脉故也。凉血之剂，慎勿妄投。

凡饮酒吐时，血从吐后出，或因啖辛热而得吐血之证，名曰肺疽，宜大蓟散。古方用红枣烧存性，百药煎煅，等分为末，米饮调服。

凡时或吐血两口，随即无事，数日又然，经久不愈，宜黑神散和小乌沉汤常服。

凡吐血发渴，名为血渴，宜生脉散加黄芪、地黄、葛根、枇杷叶，量胃气虚实加减。

凡小便尿血，色鲜，不作疼，名曰茎衄。皆由房劳过甚，精气竭绝，阴虚火动而然。宜峻补其阴，如六味丸加减，或发灰散。

凡结阴者，阴气内结，不得外行，血无所禀，渗入肠间，大便下血，其脉虚涩，故曰结阴。宜结阴丹。

凡下清血色鲜者，肠风也，是为风湿躁热相郁而然。至相郁既久，则下浊血而色黯，即为脏毒。两者总之，外风内热，不可专以肠风为六淫之风，脏毒为内脏之毒也。脏连丸、莲蒲散之类。

凡肛门下血如线者，脉痔也，芎归丸主之。

凡血下，另作一派，㴔①出有力而远射，四散如筛下，腹中大作痛，乃阳明气冲热痛所作也，是为肠澼。宜升阳除湿和血汤，或凉血地黄汤。若血下深紫黑色，腹中寒痛，喜热，右三部脉弦，按之无力，关脉独紧，是兼内寒。宜益智和中汤。

凡先血后便，此近血也，由手阳明随经下行，渗入大肠，传于广肠而下者也。宜参赤小豆当归散。

凡先便后血，此远血也，由足阳明随经入胃，淫溢而下者也。宜参黄土汤。

凡下血不止，已为脾虚不能统血，治不得方，多成蛊胀。宜以理脾为先，如补中益气汤加减。

凡诸失血后，多令面黄。盖血去则无所荣，故面见黄色，宜养荣汤、十全大补汤。妨食者四君子汤加黄芪、扁豆。亦有遍身黄如疸症者，但不及耳目耳。

凡小腹痛而血块黯黑者，是瘀血得下，非血泄之病也。求之诸症门，自各有治法。

凡失血者，脉静身凉为易治，脉大身热为难治。

遗精

遗精之病有二：梦交而泄者曰梦遗，不梦不交而自出者为滑精。精神至此，可谓失守甚矣。盖肾者，受五脏之精而藏之者也。其所以能受能藏，以其肾气强也。若肾气弱，则虚火浮动，引精而出，肾不能藏矣。气弱之久，脾胃所纳水谷之精，

① 㴔（jí 及）：快速溅出的样子。

不与元生之精相会相摄，一乘火动，竟自泄出，肾非惟不能藏，且不能受矣。但认此症者，切勿与白浊、淋病同原而治之。盖遗精者之虚火内热，非由火盛烁精，乃由阴虚而后火动。或因禀气自弱，或因雕琢[1]太早，或因郁、因劳、因惊，或因脾气虚弱。其中全是虚寒之气，故不能禁持，即不思淫而亦泄，此正五脏皆寒之人也。粗工见其虚火内热，即谓之热，不知房劳思想之人，亦必待虚甚而后发其热，正为寒也。丹溪乃云梦遗、滑精为热，当降其火。夫热则流通，寒则结聚，此不可执。人身精气津液，热则阳强而闭塞，寒则阴弱而滑泄，势之必然。若云热，则沉结凝塞为浊矣，岂有反滑者哉。至若复降其火，则虚火转炽，而真火日衰，精日冷而死为邻矣。法当以固精补肾为主，又察其致虚之由以治之，而清心火次焉。盖肾充则火自伏，而精自有所受藏，不至妄行矣。慎之哉！

治　例

凡梦中交而遗者，乃心虚神交也，以温胆汤去竹茹，加远志、酸枣仁、茯神、莲肉、人参之类，吞下固阳丸，或玉华等丸。

凡下元气脱，精不固而滑者，乃肾虚精滑也，以正元饮加牡蛎、肉苁蓉之属，或鹿茸丸、山药丸、固元丸之类。

凡欲心太炽，思想无穷，所欲不遂而致者，当从心治，心清则神宁，而火不妄起。宜远志丸、茯神汤加减。

凡因用心太过，二火俱起，夜不得睡，血不归肝，肾水不足，火从阴虚入客下焦，鼓其精房，精不得藏聚，而玉茎稍着物则遗者，当上补心安神，中调脾虚，升举其阳，下用益精固

---

① 雕琢：指严厉管教。

阳之剂。

凡梦遗有属郁滞而致者，不可用龙骨、牡蛎等涩剂，当用沉香和中丸下之，次用导赤散，大料煎服则愈。

凡有壮年气盛，久节房事而遗，此虽不至为虚弱之苦，然精既不固，即是真神失守，阳气衰微，不可作热治，但可清心丸主之。

凡有经络气热而亦遗者，此正肾不能关司，而虚火浮动，不可作热治，但勿即以热药引之，亦宜清心丸。

凡有饮酒厚味痰火之人，因湿热内郁，脾胃受伤，清浊不能升降而致者，宜苍朴二陈汤加黄柏、升麻、柴胡，俾清气升，浊气降则止。

凡有鬼魅相感而致者，由脏腑虚，神不守，故鬼气得而乘之。其状不欲见人，如有对晤，时独言笑，或时悲泣，脉来乍大乍小，乍有乍无，或脉来绵绵不知度数，而颜色不变者，是其候也。宜朱砂辟邪丹。

凡失精家，少腹弦急，阴痛，头目昏，发落，脉极虚、芤、迟，是精气夺也。

凡脉来两尺洪数，主便浊，失精；心脉短小，必遗精便浊。

便浊

便浊与遗精，其症若相似。然遗精者精极虚，便浊者虚未极，而遗精者由寒，便浊者由热，遗精者各经之虚皆有以致之，便浊者皆肝肾二经之火也。向来以湿热二者分属赤白浊，不知赤固热矣，白亦岂得为湿？盖肾者，精之门户，而肝又为门户约束之具。五脏皆有火，而相火之寄于肝者尤烈。心火动而肝火为之助其势，则熏炙燔灼于中，既逼出肾水，而又无以发泄之。或发泄虽甚，而肾水时常欲出，又逢内火熏蒸热极，则色变如脓，或血流小便，而茎痛如割也。人身五脏，未尝有湿，湿则必从饮食风邪而入，纵入留脾肺，亦止能壅塞溺水，何以使肾精变色，而为欲出不出之苦。湿既入中，亦必逢肝火相蒸热极，则湿气皆化为热，而肾始不堪，故为脓为痛。若以湿字分属对待而言，则是不察经络之由来，而治法亦不辨矣。经云：思想无穷，所愿不得，意淫于外，入房太甚，宗筋弛纵，发为白淫。河间所谓热则浑浊，寒则清洁，斯得之矣。法当遏其淫思，达其败精，而后清其心火，平其肝热，分利阴阳，则自止矣。

治　例

凡淫思不遂，致便浊如脓者，皆肝肾火结，宜萆薢分清饮。

凡房劳过度，宗筋弛纵，精随溲溺欲出者，皆炎火燥精，宜内补鹿茸丸、茯菟丸、芡实丸、珍珠粉丸、治浊固本丸。

凡溺出下浊亦赤，口渴，时发热者，此乃精亏内躁，热血下坠之故，宜清心莲子饮、瑞莲丸、导赤散。

凡有过食膏粱，以致便浊者，此皆湿热内蒸，水道不利，不可混以为精浊而以浊治也。

凡尺脉虚浮急疾者难治，迟者易治。

遗　溺

经曰：水泉不止者，是膀胱不藏也。仲景云：下焦竭，则遗溺。竭者，气竭也，其气不能自禁制也。肾脏虚寒，则小便不禁，法当补气壮阳暖下元，是其要也。

治　例

凡小便不禁者，因心肾气虚，阳气衰冷，传送失度，则有遗溺之患，宜家韭子丸、菟丝子丸。

凡小便频数，肾与膀胱俱虚，客热乘之，虚不能制火，致令尿少去频。当以人参、黄芪之类补其真气，不愈，加黄柏、生地。

凡小便多者，乃下元虚冷，肾不摄水，以致渗泄。宜八味丸、菟丝丸。

凡妊娠遗尿，脾肺气虚者，宜补中益气汤加益智。若肝肾阴虚者，宜六味丸。

凡产后小便数者，竟当大补气血。其有因稳婆不慎，以致胞损而淋沥者，亦当峻补。以参、芪为君，芎、归为臣，桃仁、陈皮、茯苓为佐，入猪羊胞一具同煎，极饥时饮之。气血充，胞自充。治亦不可缓。

淋 闭

溺与精，所出之道不同。浊病在精道，淋病在溺道。故同一热症，而致之之经络不同。盖肺者，所以通调水道，下输膀胱，且心以小肠为腑，其水必自小肠渗入膀胱。心热则上蒸于肺，而胞中俱热；胞中热相应，则水道燥竭而为淋。经谓胞热移于膀胱则癃，溺血是也。东垣分气血、上焦、下焦，而上泻肺火，下除肾热，斯为见本之论。丹溪以为湿痰在上焦，宜用吐法。又以为有湿热者，宜苍、附。夫淋闭之专为燥热也，虽由诸经而然，语其要，则河间所谓热结膀胱，一言足矣。假如湿而既至水道不通，则为腫为胀，遂为他症矣，何反为郁塞之状哉。所谓知其要者，一言而终，不知其要，流散无穷也。法当以除热清火，而分其所由来以治之，则水火渐以相调矣。

治　例

凡淋病当分在气在血，以渴与不渴辨之。如渴而小便不利，热在上焦气分，肺金主之。宜用淡渗清肺之药泻其火，以滋水之上源，如茯苓、泽泻、琥珀、灯心、通草、车前子、瞿麦、萹蓄之类。

凡不渴而小便不利，热在下焦血分，肾与膀胱主之。宜用气味俱阴之药除其热，泄其闭塞，以滋膀胱肾水之下元，如滋肾丸。

凡淋，有气、血、石、膏、劳五种。气淋者，气壅不通，脐下沉痛余沥，瞿麦汤、石韦散。血淋者，小便涩痛，遇热则淋血不止，赤白散、犀角地黄汤；如色鲜，则属心与小肠虚热，导赤散去甘草，加黄芩；色瘀则属肾与膀胱火，五淋散、牛膝膏。石淋者，溺如沙石之状，茎强痛甚，此属膀胱蓄热而成，神效琥珀散、鳖甲散。膏淋者，溺出如脂膏，如积痰，萆薢分清饮、甘豆汤、海金沙散。劳淋者，劳倦则发，痛坠及尻。劳伤，四物加知、檗、滑石、琥珀；虚甚，鹿角霜丸、六味丸。

凡老人便后淋沥，或少年亦有此者，全是气虚，宜补中益气汤。

凡有人服金石药多成淋者，系余毒，宜紫雪和黄柏末丸。

凡淋症，妇人患之者尤多，俗呼为白淋。因妇人气甚郁，故稍属肾气虚弱者，一遇劳遇怒即发。其平日淋病由来，大约与男淋相似，但妇人本气属阴，不妨参以调气燥涩之药。至于胞痹者，热客胞中，小腹膀胱按之内痛，宜肾着汤、茯苓丸。妊娠淋者，胞系于肾，肾间虚热而成，名曰子淋。如颈项筋挛，语涩、痰甚，用羚羊角散；小便涩少淋沥，用安荣散；肝经虚热，用龙胆泻肝汤、加味逍遥散；腿足转筋，急用八味丸，缓则不救。服燥剂而或频数，或不利，用生地、茯苓、牛膝、黄柏、知母、芎、归、甘草；肺气虚，用补中益气加山药、麦冬；阴挺痿痹而频数，用地黄丸；热结膀胱，用五淋散；脾肺燥不能化生，用黄芩清肺饮；产后淋者，热客于脬，频数涩痛，气虚，兼热血入胞中，则血随小便出，而为血淋，用六味丸、滋阴肾气丸。大抵胎前当安胎，产后当去血。

凡脉盛大而实者生，虚小而涩者死。

三　消

消渴者，乃阴虚阳盛之症，水火不能相济也。天一生水，肾实主之。膀胱为津液之腑，所以宣行肾水者也，赖肺气下输以滋生，故肺为津液之脏，自上至下，三焦脏腑，皆囿乎天一真水之中。经谓水之本在肾，末在肺者是也。真水不竭，安有所谓渴哉？人惟淫欲志意思虑无节，酷啖炙煿、糟藏①、咸酸、酢醢②、肥甘浓厚之物，或以金石之药济其欲，于是一身之中，纯乎邪热，以致炎火上熏脏腑，燥烁津液，干焦口燥，咽枯，引水而莫能自禁。其为症有三：曰消渴，曰消中，曰肾消。分上、中、下三焦而应焉。其有五石③过度，不守禁忌之人，真气尽耗，火气独留，而肾为之虚热，阳道兴强，不交精泄，则谓之强中。消渴轻也，消中甚焉，消肾又甚焉。至于强中，则不可论治矣。盖其所食之物多从小便而出，甚而水气浸渍，溢于肌肤，则为胀满。或猛火盛炎，留于分肉，则发为痈疽，此

---

① 糟藏：用酒糟腌制过的肉类、鱼类。

② 酢醢（cù hǎi 促海）：酸味的鱼肉酱。酢，同“醋”，酸的。

③ 五石：指阳起石、钟乳石、灵磁石、空青石、金刚石，皆为壮阳之品。

又病之深而症之变也。大法当抑阳火，滋肾水，使心火下降，肾水上升，阴阳匀停，水火相济，三焦和平，二火①守位，则何消病之有？

治　例

凡消渴者，是心火刑肺金而作渴。因心火散漫，不能收敛，胸中烦躁，舌赤烈而唇红，饮水多，小便数少，病属上焦。经曰：心移热于肺，为鬲消②是也。法当降火清金，人参白虎汤主之。如不能食者，钱氏白术散倍干葛，或清心莲子饮。

凡消中者，胃也。能饮食而肌肉消，善饥。盖为传送太急，不能津液，小便赤黄如泔，病属中焦。叔和所谓口干，饶③饮水，多食亦肌虚，瘅成消中是也。法当下之，宜调胃承气汤、三黄丸、黄连猪肚丸④。

凡下消者，肾也。小便浊淋如膏，腿膝枯细，骨节酸疼，渴欲饮水，或随溺下，耳轮焦干，病属下焦。叔和所谓焦烦水易亏是也。法当滋阴，宜六味地黄丸，或四物加黄柏、知母、玄参、五味子、人乳。

凡治消渴，初宜养肺降心，久则滋肾养脾。盖本在肾，标在肺，肾暖则气上升而肺润，肾冷则气不升而肺焦。然心肾皆通乎脾，养脾则津液自生也。

凡三消久，而小便作甜气，在溺桶中滚涌，其病为重。更

---

① 二火：谓君火、相火。

② 心移热于肺，为鬲消：鬲，同“膈”。《素问·气厥论》作“心移热于肺，传为膈消”，多一“传”字。

③ 饶：多。

④ 黄连猪肚丸：卷九“三消”方药篇作“猪肚丸”，方中无“黄连”。

有浮在溺面如猪脂，溅在桶边如桕烛[1]泪，此精不禁，真元竭矣。

凡脉来数大者生，沉小者死。实而坚大，细而浮短，皆不治。

眩运

眩运之运，与头运、头重、头痛等不同。头运之病在头，眩运之病在目；头运之病在腠理，眩运之病在神思。腠理者，邪浅也；神思者，邪深也。邪深者，内伤也；邪浅者，外感也。迥乎其不相及也。经云：目者，五脏六腑之精也，营卫魂魄之所常营也，神气之所生也。神劳则魂魄散，志意乱，故邪中于项，因逢其身之虚，其入深，则随眼系以入于脑，入于脑则脑转，脑转则引目系急，目系急则目眩以转矣。目者，心使也。心者，神之舍也。故神精乱而不转，卒然见非常处，精神魂魄，散不相得，此正眩运之谓也。总之皆由精神虚弱，七情受伤而然。治之者，求之神思精魄，吾不得而见之矣。何不求之痰火气血，而反以风寒暑湿为言，何啻驱介胄而琴瑟之[2]也。慎之哉！

治　例

凡眩运多属痰火，但分虚实多少而治。如阴虚相火上炎者，宜滋阴降火。如两手脉伏，面色萎黄憔悴，属气虚生涎，浊气泛上，其涎亦令头眩，恒见于郁悒之人及妇女辈，宜舒郁为主。

凡眩运，上实下虚所致。所谓下虚者，血与气也；上实者，痰火泛上也。急则治痰火，缓则补元气。

---

① 桕（jiù 旧）烛：用桕脂做成的蜡烛。

② 驱介胄而琴瑟之：驱使武士而操弄琴瑟，谓方法不当。

凡淫欲过度，致伤精血，肾虚不能纳气归元，诸气逆奔而上者，宜益气补肾汤。

凡早起眩运，须臾自定，日以为常者，属阳虚，补阳则止。或胃有老痰亦然，宜滚痰丸。其日晡而作，顷之而定，亦日以为常者，属阴虚，滋阴则止。

凡因怒气伤肝，逆气上行，令人眩运，眉棱骨痛，目不可开，寸脉多沉。此症妇人最多，七气汤、玉液汤主之。

凡因金疮、吐衄、便下失血及妇人崩漏致虚，使肝家不能收摄荣气而然者，宜补肝益气汤[①]。

凡大病初起，元气未复，起立欲倒者，宜补中益气汤倍参、芪，加天麻。有痰，加二陈；有火，加黄柏。

诸　汗

汗者，湿热之所动也，经以心言，东垣以脾言。五脏皆有，独归心与脾者，以其为湿热之总司耳。自汗、盗汗，百病皆有，当各从其属以治之。此之言汗者，言平人无他大症，而时常有汗者，大抵自汗缘肺气之不足，盗汗为心肾之有亏。法当收敛心神，滋补肾水，益其肺气，固其腠理。总之以虚治之，汗无不辑[②]矣。

治　例

凡自汗者，不分寤寐，无端自出。经云：阳虚阴必乘。故发厥而自汗，是为阳虚。宜补中益气汤倍参、芪、术，加白芍药以治之。或加麻黄根、制附子、浮小麦为引。其升麻、柴胡

① 补肝益气汤：据原目录，当作“补肝养荣汤”。
② 辑：收敛。

须用蜜炙，以制其升发慓悍之性，又欲其引参、芪至表，殊不可少。或黄芪建中加附子。

凡盗汗者，在熟睡中出，觉则倏然而收。经云：阴虚阳必凑。故发热而盗汗，是为阴虚，宜当归六黄汤加酸枣仁之属。亦有酒客多火人，睡中汗多者，亦宜滋阴除湿解热。

凡不问冬夏，额上常有汗出者，名曰漏风。因醉后当风坐卧，风湿入窍，以致相蒸汗出。宜黄芪六一汤加防风、麻黄根、桂枝之属。

凡有头汗者，或食汤饭酒面，使热蒸于上，此阴虚不能以附阳也，亦当归六黄汤。若鼻上汗，肺虚乘热也，宜人参固本丸主之。

凡脾胃素弱，食不运化，滞于中宫，蒸之出汗，气口脉多弦滑，但消痰健脾，不必止汗。

凡有思虑过度，止心孔①出汗者，名曰心汗。宜生脉散、天王补心丹，煮猪心食之。

凡下焦湿热者，至阴之处，或两腿挟中，行走动作，汗出腥秽者，曰阴汗。宜龙胆泻肝汤加风药，以胜其湿，或二妙丸，外用密陀僧，研极细，加蛤粉扑之妙。

凡有遇天寒则手足汗者，此阳盛于阴也，宜滋阴补肾丸。

凡汗出服诸药不止者，只以清心火、养心血为主。

凡汗淋如雨，汗出如胶，及衄而躁者，难治。

凡心脉微而涩，濡而虚，尺涩或滑者多汗。

短　气

短气者，气短而不能相续。仲景论短气，皆属饮。然痹积

① 心孔：指心窝局部。

虚寒，皆能令人短气。更有少气者，大略相似。然短气从利水，少气从补治，不可不审也。

治例

凡病人无寒热他苦，只短气不足以息者，此痰实也，宜二陈汤加瓜蒌实、桑白皮之属。

凡因过饮而短气者，此饮也，以五苓散导之。若肺停饮，苦喘，短气危急者，以小青龙汤治之。

凡喘逆倚息，短气不得卧，人形如肿，此支饮也，导痰汤主之。

凡胸中觉寒而气短者，此胸痹也，宜杏仁、茯苓、甘草、姜、橘之属。如胸中作疼，喘咳，肩背痛，则用瓜蒌半夏薤白汤主之。

凡咳喘而气短者，肺虚也，款花补肺汤主之。

凡留饮者，其人膈上素有痰，气短而渴，或作四节历节痛，以疏风导痰之药治之。

凡有衣薄，及处阴湿之处，与气郁而短气者，用滚汤熏口鼻自安。

凡少气者，气少不足以言，与怯然少气者，是水道不行，形气消索①也。治以生脉散、独参汤之属。

凡脉来寸沉，胸中多短气。

惊悸

惊者，因外有所触而卒动也，胆经病也。经曰：东方青色，入通乎肝，其病发惊骇。其症之起也，或因耳闻大声，目击异

① 消索：消散。

物，遇险临危，忽然惊怖，以致胆气虚怯，甚则心跳欲动，有触即发也。悸者，本无所惊，自心动而不安，惕惕如人将病之状[①]，不能独自坐卧。此心病也，即怔忡之谓也。皆由忧思太过，耗散真血，神无所依，故无时而不然也。丹溪云：人之所主者心，心之所养者血，心血一虚，神气失守，失守则舍空，而痰入客之，此惊悸之所肇端也。大法惊者与之豁痰定惊，悸者与之养心清火，胆气壮而心火平，厥疾无不瘳矣。

治　例

凡因事而惊，神不守舍，则痰涎入舍，而神不得反者，寿星丸。或控涎丹加辰砂、远志之属。

凡卧中多惊而溲出者，邪在肝肾之间，真珠母丸、柴胡、泽泻、独活之类。

凡惊悸，眠多异梦，随即惊觉者，宜温胆汤加酸枣仁、莲肉，以金银煎，下十四友丸。或镇心丹、琥珀养心丸。

凡平日心胆虚怯，触事易惊，以郁气生痰涎，与气相抟，变生诸症，或气短悸乏，或自汗惊恐，温胆汤加人参。

凡常时心跳者为血少，宜天王补心丹、琥珀养心丸。

凡怔忡，心中惕惕不安者，宜定神汤加减，更[②]琥珀丸，和玉屑服之。

凡怔忡有因停水于胸中，水气上乘，心火恶之而不安，亦使人有冲冲[③]之状。其症胸中渗漉有声，如导痰汤加酸枣仁，

---

① 惕惕如人将病之状：《医学纲目》卷二十九作“恐者自知如人将捕之状”，“将病”作“将捕”，义长。

② 更：再。

③ 冲冲：心神不定貌。南朝梁·何逊《七召》：“神忽忽而若忘，意冲冲而不定。”

下寿星丸，或茯苓饮子之类。

凡人有失志者，由所求不遂，或过误自咎不已，若有所失，宜温胆汤去竹茹，加人参、柏子仁各一钱，下定志丸。

凡人有痞塞不饮食，心中常有所歉，喜处暗地，或倚门后，见人则惊避，似失志状。此为卑惵①之病，以血不足故耳，宜人参养荣汤。脾胃不足者，谷神嘉禾散加当归、黄芪之类。

凡脉寸动而弱，为惊悸，肝脉动，为暴有惊。

痉②症

夫痉病，口噤，角弓反张是也。其发大率与痫症相似。但痫症身软，口不噤而时即省；痉则身强直，而口噤不能即省，甚至有昏冒而遂亡者。经曰：诸痉项强，皆属于湿。又曰：诸暴强直，皆属于风。大抵因风、湿二气袭于太阳之经，伤其大筋，筋牵而急，痉乃作矣。然痉有刚、柔之分，不可不辨。更有诸虚之症，表虚不任风寒，亦能成痉。产后、金疮、扑仆伤、痈疽溃后、一切去血过多之症，亦能成痉。是则虚为本而风为标也。亦有绝无风邪，忽筋脉挛急，角弓反张者，盖血脱无以养筋故也，切不可作风治而用风药，恐燥其血而多致不救。大法宜补养气血，兼之降痰清火，斯得之矣。

治　例

凡风气胜者为刚痉，风性刚急故也。其症无汗恶寒，胫急，胸满，口噤，手足挛急，咬牙搐搦，角弓反张者是。宜葛根汤

① 卑惵（dié 叠）：胆怯畏惧之状。
② 痉：原作“痓（chì）”，据原目录改。

主之。

凡湿气胜者为柔痉，湿性柔和故也。其症微热，多汗，不恶寒，四肢不收，时时搐搦，开目合口者是。宜桂枝葛根汤主之。

凡一切气血虚为痉者，俱宜以参归养荣汤加减，养血驱风饮。凡脉来按之筑筑然，而强直上下行者，痉也。

痫　症

痫病，古谓之癫痫，岐伯名为胎病。胎病者，原其在母腹中，受大惊而然也。母与子合气，母受惊，则昏迷癫眩之气中于子之肝，既生之后，病属无形，无从治之，日久日深，肝火浮动，郁为痰涎，而昏迷癫眩之气发，则痫作矣。其发也，总之痰邪冲心，头中气乱，故仆地不省，瘛疭，抽掣，上视，口歪，作六畜之声，其声虽异，不可分属各脏，皆肝受病而痰火之症也。又有阴阳之分：其先身热，瘛疭，惊啼，而后发，脉浮洪者为阳痫，病在六腑，外在肌肤，犹易治也；其先身冷，不惊掣，不啼叫，病发，脉沉者为阴痫，病在骨髓，内在骨髓，难治也。大法以行痰吐痰为主，而相其阴阳以治之，则可以无大患矣。

治　例

凡痰多当吐者，用瓜蒂散、稀涎散，吐后用东垣安神丸及平肝药，如青黛、柴胡、川芎之类。

凡虚而不胜吐下者，星香散，加人参、菖蒲、茯苓、麦冬各一钱，全蝎三个，入竹沥，下酥角丸、杨氏五痫丸、犀角丸、龙脑安神丸、参朱丸、琥珀寿星丸。或用天南星九蒸久晒，为末，姜汁打糊，丸如桐子大，每服二十丸，煎人参、麦门冬、茯神、菖蒲汤，入竹沥下。

凡病愈后，痰热药中加养血宁神之药，宜四物、酸枣仁、远志、麦冬、安神丸、至宝丹，服饵不辍，仍加谨节，疾不再作矣。

凡脉洪、长、伏为风痫，浮为阳痫，沉为阴痫，沉小急实，虚、弦急者死。

癫狂附邪祟

《心法》[1] 云：癫属阴，狂属阳，癫多喜而狂多怒。五志所发，皆实热之所致。或因求望不遂，或用[2]惊怖失神，或因气郁生痰而痰迷心窍，或因蕴怒成热而热极生风，则为癫狂之症焉。夫癫者，行动如常，亦知人事，但语言无序，作事颠倒，有愧赧[3]羞怯之状，此皆心血不足，神短气少而然也。狂者，狂言乱语，如见鬼神，登高而歌，弃衣而走，不知饥饱，皆胃中实热，中焦痰蓄之所致也。又有妇人产后热入血室，伤寒蓄血发狂之症，治者不可不辨。

治　例

凡此症多因痰结于心胸间，治当镇心神，开痰结，邪中者别论。

凡神不守舍，狂言妄作，如心经蓄热，当清心热，牛黄泻心汤、牛黄清心丸。

凡因痰迷心窍者，当去痰宁心，二陈汤加大黄、枳实、黄

---

① 心法：即《丹溪心法》。

② 用：当作“因”。

③ 愧赧（nǎn 难）：羞愧脸红。

连等驱痰之药，或大吐之亦可。

凡心血不足者，当养心血，安心神，壮气消痰，如天王补心丹、琥珀养心丸。

凡产后恶露上冲，而语言错乱，神志颠倒者，此败血冲心也，当行恶血，扶正气，则自安矣。其有热入血室者，先灌以童便，后随症调理。

凡伤寒蓄血发狂者，宜抵当汤丸。

凡脉虚者可生，脉实而神脱目瞪者难治。

凡邪祟者，谓冲斥①邪恶鬼祟而病也，一名客忤，一名中恶。其症即如癫狂状，未有不因气血先亏而致者，故发则四肢厥冷，身体僵仆，错言妄语，昏不知人，当以苏合香丸灌之，醒后，以平胃散、调气散之属治之。若气血两虚，痰滞心胸，妨碍升降，致如此症，以邪治之，其人必死，是当深辨。

凡脉乍大乍小，乍有乍无，是为邪症。

健忘

经曰：上气不足，下气有余，肠胃实而心肺虚，虚则营卫留于②下，久之不以时上，故善忘也。然所以致气之不调者，或因忧思过度，郁结不开，以致气停肠胃，兼即积饮停痰，心肺益虚，故为之恍惚而记不切。法当调气，使上下交通，而豁痰养血，在治者审之。

治例

凡心气不足，恍惚善忘者，宜归脾汤、天王补心丹。

---

① 冲斥：犹冲撞。

② 留于：原缺，据《灵枢·大惑论》“虚则营卫留于下”补。

凡停痰积饮，致善忘者，宜导痰汤加减。

虚　烦

虚烦者，心中懊侬，郁郁不自宁之谓。此其病在心，皆心火烦热之故也。须知虚烦与烦躁不同，与不寐亦不同。烦躁者，身体暴而热；不寐者，神思清而疲。此皆不足后所发之症。虚烦之虚，非元气虚弱之虚，乃言其无事可思，无怒可乘，而方寸[①]之中自为烦扰，不得舒展，犹言空懊恼也，此正有余之症也。此症当在郁闷沉思之人。虚烦者，譬犹火焚炎灼之时；烦躁不寐者，犹大火焚后，热气犹存，而景象荒凉也。一切精液竭少，心血不足，皆烦后所成，当在烦躁不寐时议之，岂可当五内焦扰，火气烦郁时，而遽以虚弱之治治之哉。法当降气清火，令之节思为主，而补血养心，施之烦乱渐平之后。凡用治者，全于病症先后之间，酌其盈虚，以为补泻凉热之用。若见一虚字，便以为虚弱，曾[②]字义未详，何以脏腑为？

治　例

凡因心气烦郁，精神恍惚，扰扰不安，皆属内热，以竹叶石膏汤主之，或栀子豉汤。如有痰者，兼治痰。

不　寐

不寐者，夜卧清清常觉，各经俱可以致之，但已总归阴分不足，法当以益阴养血为主，而考其来由以治之。人至不寐，亦已虚甚，当急治之毋忽。

---

① 方寸：指心。
② 曾（zēng 增）：简直。

治 例[1]

凡心思忧郁过度，致心血不足而不寐者，宜天王补心丹、归脾汤。

凡痰气入胆经，以致魂不守舍而不寐者，宜去痰，温胆汤。

凡大病后表里俱虚，津液衰耗，以致阳胜阴微而不寐者，宜补中益气汤，加以酸枣仁、麦门冬之属。

凡妇人产后去血多，发烦不寐，或惊悸自汗者，宜大剂四物汤加炒酸枣仁、枸杞子、牛膝、麦冬之属。

---

① 治例：原缺，据本书体例补。

卷　四

头　痛

头痛之症，人之悍疾也，亦沉疾也。内外之因不辨，则虚实不明，而病情无由得也。盖头象天，三阳六腑清阳之气，三阴五脏精华之血，皆会于此。故天气所发六淫之风，人气所变五脏之邪，皆能相害。或由精、髓、气、血、痰、火以至脉病，然未有不传至于脑病而后痛者也。足太阳膀胱之脉，起于目内眦，上额，交颠，直入络脑，还出别下项，病则冲头痛。又足少阳胆之脉，起于目锐眦，上抵头角，病则头角痛。故痛者，必与二经相关。特其致之由来，则各经俱有耳。但内邪之中脑者深，甚则大病，又甚则死。外风之中脑者浅，甚则表病，又甚则入里，二者大有次序。经所谓春气者，病在头。此从春气中言头痛，非言头痛必由风气也。世人概以风治，以寒治，岂不怪哉？治痛法当先辨其内外因，而相其为精为气之属，以知其脑之虚实寒热，则可愈矣。

治　例

凡头痛，由精、髓、气、血、痰、火者，为内因重，由风、寒、暑、湿者，为外因重，当随所重而治之。但无论内外因，而受病必有所着之经，须随症加引经药。是在察症合脉，细审之乃得，不可以拘方定也。

凡肾虚则头痛者，肾虚不能引膀胱之气，致气逆上行，疼不可忍，谓之巅疾，又谓之肾厥，宜玉真丸或正元散。

凡头痛耳鸣，九窍不利，此肠胃之所生，谓之气虚头痛，宜顺气和中汤、黄芪益气汤。

凡头痛，自鱼尾[1]上攻痛者，血虚也，宜川芎当归汤。

凡头痛而气血两虚者，宜调中益气汤加蔓荆子、川芎、细辛。

凡头痛不冷，不恶风，面赤，烦闷，咽干，目不欲开，体重，懒言者，痰也，宜半夏白术天麻汤。

凡专属两太阳作痛者，必下元虚弱，相火自下冲上而然也，补中益气汤加黄柏、知母、蔓荆子。

凡头痛，觉热气上充于脑者，怒气伤肝，肝气不顺而然也，宜苏子降气汤、沉香降气散。

凡头痛，鼻鼽腹肿者，阳明胃所谓客孙脉，阳明并于上，则其孙络太阴也，当泻胃热，宜石膏散、荆芥散。

凡血热头痛，其症与湿热痛相似，须以脉症辨之，随经处方。

凡厥头痛之症不一。其头痛，面肿起，烦心者，病在脾胃；头脉痛，心悲善泣者，病在肝；耳后痛，脉涌热者，病在胆；贞贞[2]头重，病在肾；善忘，按之不得，病专在脾；项先痛，腰脊应痛者，病在膀胱。又当察其虚实，如为血虚，为血热之类，随症治之。

凡头痛，痞塞不思食者，伤食也，治中汤加砂仁。

凡风从外入，振寒汗出头痛者，宜羌活散风汤。

凡新沐中风，为首风，当风先一日多汗，恶风，痛甚，至风日反小愈，大川芎丸。

---

① 鱼尾：指目外眦处，其形似鱼尾。

② 贞贞：坚固貌。谓头痛不移。

凡伤寒一日巨阳受之，腰脊项强头痛者，羌活汤。

凡项背怯寒，脑户冷极头痛者，风气循风府而上也，名曰脑风，神圣散。

凡风热壅盛上攻，头目昏眩而痛者，菊花散、羌活汤。

凡喜寒风，至暖处则头重者，热厥头痛也，宜茶调散、清上泻火汤。

凡头痛，齿亦痛，甚至数岁不已者，有所犯大寒，内至骨髓，髓以脑为主，脑逆故痛也，名曰厥逆，宜羌活附子汤。

凡头痛不堪，汗出而寒，湿热在肺。员员澹澹[①]然，兼项痛，湿热在肾。卒然心痛，烦闷面赤，头痛愈甚者，湿热在心。凡湿热者，并宜以苦吐之，透顶散。

凡因岁运胜复，感气头痛者，相天气寒热，人病虚实浅深治之。其头肿大如斗，名大头痛者，亦天行疫病，治法亦然，东垣普济消毒饮子甚效。

凡偏头风者，或因风邪内客，或因气血虚少，或因痰势上攻。然风寒入则相蒸，血气虚则火炎，总归乘火而动。虽由寒而来者，亦已挟热矣。故偏痛不善治，多至损目。盖火性上炎，必走空窍，有所解散则能平复。若七情不禁，或过服寒凉，使火内结，则火性无所发，而中害于睛，岂有不由火者哉？但发有左右，由来有虚实，当细察其经络而治之。大约分血气用药，以四君子汤、四物汤为主，俱加甘菊花、枸杞子、天麦门冬之属。有痰，加贝母、橘红；风，加羌活、防风、白蒺藜之属。

凡雷头风者，是头上有赤肿结核状，或头中如雷鸣，皆风热所作也，宜清震汤、坠火丸，或用排针刺血出，则愈。

---

① 员员澹澹：皆急痛貌。见《素问·刺热》。

凡头风屑者，肺之风热上攻也，宜消风散。

凡产后头痛，多属血虚，宜大剂四物汤补血。其有因风寒痰癖者，消息治之。

凡眉棱骨痛，因肝虚者，宜生熟地黄丸；因风热上攻者，宜选奇汤；因痰者，二陈汤加酒黄芩、白芷。

凡风痹，股胫烁，足如履冰，时如入汤，烦心头痛，时眩悲恐，短气不出者，三年死。其脑髓枯尽，天门引泥丸俱痛，手足青至节者，不移时①死。

凡头重如山者，此湿气在头也，宜搐鼻红豆散。

凡头摇者，皆督脉膀胱虚火逆起，留聚于肝，火气上熏，则头掉摇，如风盛木摇也。盖头乃诸阳之会，真阳衰则浮火摇之。仲景所言心绝，则直视摇头，此可想见。

凡寸口脉短者，曰头痛。短涩者难治，浮滑者易痊。

面症

经曰：诸阳之会，皆在于面。又曰：十二经脉，三百六十五络，其血气皆上于面而走空窍。故气血其形也，面其影也，形变则影迁矣。有发而为浮肿者，有发为寒热者，有发为痛痒者，有发为色变者，种种皆足为血气之符验，此面之为脏腑总司也。叶氏曰：手足六阳之经皆上至于头，而惟阳明胃脉，起鼻交頞中，入齿，侠口，环唇，循颊车，上耳前，过客主人，故面部阳明之所属也。夫胃为水谷之府，营卫之气所并出，而血即营气之所化，胃之尤与面相应者，斯言良是。在通神明者，因其所发，察其所属，以知其邪正盛衰，则一面之中，何尝不

① 不移时：很快。

足以概生人也。盖言血气而精液痰火之属统是矣。

治例

凡面肿者，风也，犀角升麻汤，甚则防风通圣散。

凡面赤咽痛颔肿者，羌活胜湿汤加黄芩、桔梗、甘草各半钱治之。

凡面赤，耳鸣，目黄，颊颔肿，颈肩臑肘臂外后廉俱痛者，元气不足，火邪乘之，而经血不通也。以羌活、防风、甘草、藁本通血脉，人参、黄芪益元气而泻火邪，加黄连、黄芪消其肿。

凡颔肿生疮，名枯曹风，宜防风散火汤。

凡面肿，目痈肿，颇肿唇痈，俱属血热，宜犀角地黄汤。

凡面热者，胃火也。面寒者，胃虚也。火者，升麻加黄连汤。虚者，升麻加附子汤。

凡面有连眉棱至腮俱痛，卒然而痛者，火热也；因遇风寒而痛者，风火相抟也。

凡面痒者，或属火，或属痰，或属风，当各察其原而药之。

凡面色所以合脉，面之部位各与脏腑有定属，属是脏者，宜应是脏之本色。如属肝者，宜青之类。但青者欲如苍壁之泽，不欲如蓝之类。其部位络穴定属，载在《内经》可考，虚实生死，一一可辨。

凡两腮热肿，膈壅所致，皆热症也，宜消风凉膈散。如肿甚不散而痛，即名痄腮，更以赤小豆末米醋调傅之。

凡运气面肿，面痛，各参天气治之。

凡面色黄，口目动作，善惊妄言，阳明经终也。面色白绝，眼反折，瘈疭，汗出，太阳终也。色青白，耳聋，百节皆纵，目环绝系，少阳终也。面黑，齿长而垢，腹胀，少阴终也。胀闭不得息，善噫，呕逆则面赤，不逆则面黑，皮毛黑者，大[1]阴终也。

眼症

经曰：瞳子黑眼法于阴，白眼法于阳，故阴阳合转而精明。又曰：五脏六腑之精气皆上注于目而为之精，上属于脑，后出于项中。又曰：肝气通于目，肝和则能辨五色矣。后世五轮之说，以大小眦角属心，白属肺，黑属肝，黑瞳属肾，上下两胞属脾，要其络则总属乎肝也。其从外感风热为朝夕之患，不可具论。但其从内因起，或为痛楚，或为障翳，或自为病，或兼他疾，或因大病中见之，而令人牵制难治者，虽曰有七十二症之殊，而由来之故甚微，不可枚举。不敢执为成方者，恐反滋后人扪烛扣盘[2]之惑，而反戕人也。

治例

凡病由大病中发者，当各从本治，但言专病者，如双目痛、单目痛、内障、外障、睛通疱烂之属。或因风寒湿热，或因肾水消枯，或因肝火炎灼，或因心气郁结，或因脾肺不和，或因气血不调，但虽由来不一，要必归于肝火浮动而后发。故世人多以热治，不知火气已传于目，而反服寒凉则火性沉锢，目乃损矣。故无论虚实，法当以和解为主，而相其由来以施治，则治法之统也。

---

① 大：通“太”。《左传·定公十四年》：“大子奔宋。”

② 扪烛扣盘：比喻认识片面，没有抓住事物的本质。扪，摸；扣，通“叩”，敲。见宋·苏轼《日喻说》。

耳症

耳本属肾，然十二经脉皆能会通于耳，一不可偏遗也。盖耳与鼻皆以气用者也。然鼻有实气，耳则一虚窍也。故不但浊气足以病之，而气稍悍，则有所以挟以碍空虚之窍，而耳病作矣。其虚弱气少者，似乎以虚致病，不知清气不足，则悍气必有余，岂有清虚和平之脏腑，而反以乱其聪者哉？听者未尝病，而听听者自病。是以神明之工，上实乃反补下，此虚乃反泻彼，圆不可执者不过知气之所以往复，而还之于清虚和平而已。经曰：肾和则耳能闻五音。夫精者，气之所生也。和者，虚之所调也。不治之治，反为善治，返聪自听，虽内闻五脏可也。

治例

凡耳聋，有久聋者，筋骨健壮，精气俱有余，而固藏闭塞者，此聋为实。精不足，气有余者，此聋为虚。二者皆禀赋使然，不必治。

凡暴聋者，因肾气虚，为风邪所乘，抟于经络，随其血脉，上入耳中，乃是厥逆之气，故令卒聋也。其风虚者，排风汤、桂星散。风热者，犀角饮子、犀角散。湿痰者，槟榔神芎丸。房劳脱精者，人参养荣汤加知、檗，或补肾丸。劳力脱气者，补中益气汤加菖蒲。暴怒忧郁，致脏气厥逆，上壅不通而为气聋者，当归龙荟丸，或流气饮加菖蒲、秘传降气汤，外用塞耳法。

凡耳鸣因胃中空，宗脉虚者，上气不足者，补中益气汤加减。髓海不足，脑转耳鸣，即为血虚者，地黄丸。其肾藏风者，夜卧则耳中如打战鼓，及四肢抽掣痛，耳中觉有风吹奇痒者，黄芪丸。

凡耳肿痛，多属少阳相火浮动，黍粘子汤、犀角饮子。

凡耳痒者，多属肾虚浮火内攻，或挟痰气上升，郁于耳中，或痒或鸣，甚则喉间俱痒，流金丸，兼多饮童便、栀子清肝散。

凡停耳者，虚火浮动，热聚耳中，血气至耳作为脓汁。内服蔓荆子散，外用麝香散吹之。

凡耳门生疮者，多属肾虚风热，黄连散，治疳法。

凡虫入耳者，以生姜擦猫鼻，其尿自出，取滴耳内，虫立出。

凡大病后耳聋或鸣者，滋阴固本丸加减。

凡运气耳聋者，各参天气消息治之。

鼻症

鼻主属肺，而心、脾、胃、大肠俱有所系属。经曰：开窍于鼻，藏精于肺。又曰：宗气出于鼻而为臭。夫宗气者，胃中生发之气也。其和与不和，皆由于胃，而后肺得以受而转现于鼻。故肺者鼻之邮筒也，胃者肺之橐籥[①]也，而皆有气以司之。清和，浊违，斯皆见矣。但气为清阳之令，肺为华盖之脏，故诸病必由气郁而生。纵有外风内寒，亦必相蒸为热，使清阳之气不能上通，而鼻始病焉。故由来虽异，当以疏通清利为主，使气得交通，而鼻病可无问已。

治例

凡鼻塞，因饥饱劳役损脾胃生发之气，既弱其营运之气，不能上升，邪塞孔窍，致鼻不利，而不闻香臭者，温胃补血汤、

① 橐籥（tuóyuè 驼月）：古代鼓风用之袋囊，犹今之风箱。

温胃汤①。如肺经素有火邪郁甚则喜热恶寒，但遇寒月多塞，或略感风寒便塞者，凉膈散加荆芥、白芷，或川芎石膏散。如不必遇寒感风，四时常塞，不闻香臭者，宜清肺化痰丸、上清丸。汤剂多用桑白皮。如暂感风寒而塞者，以风寒治之。

凡鼻出清涕者，脑冷肺寒所致，名曰鼻鼽，细辛散、辛夷散。

凡鼻出浊涕者，胆移热于脑，故脑渗为涕，名曰鼻渊。俗名脑漏者，此也。防风汤、防风通圣散加减，或鱼脑散。

凡不因伤冷而涕多，涕或黄或白，或时带血，如脑髓状，此由肾虚所生，不可过用凉剂，宜补脑散。

凡鼻中时时流臭黄水，甚者脑亦时痛，俗名控脑砂，有虫食脑中。用丝瓜藤近根三五尺许，烧存性为末，酒下即愈。

凡鼻痔因肺气热极，或厚味拥湿热蒸于肺门，日久结成息肉，滞塞鼻瓮②。宜清火消痰积之药，外用白矾末，加硇砂少许，吹其上。

凡鼻疮者，亦肺热也，乌犀丸，辛夷膏可塞。

凡酒皶鼻，血热入肺也。有不能饮而自生者，非尽由酒，酒鼽乃俗名耳。以枇杷叶拭净，煎浓汤候冷，调消风散，食后临卧服。或枇杷叶散，外用硫黄入大菜头内，煨碾涂之。

凡余处无恙，独鼻尖色青黄者，必淋也。白者，亡血也。赤者，血热也。

---

① 温胃补血汤、温胃汤：亦名温卫补血汤、温卫汤。出李杲《兰室秘藏》。

② 鼻瓮：指鼻腔。

口　症

经云：脾气通于口，脾和则能知五味矣。又云：胃足阳明之脉，挟口，下交承浆。《难经》谓心主五臭，入肺为腥臭，皆心肺大热所作。不知心火浮动，肺气腥浊，与小肠膀胱之热，未有不乘胃浊而后为口病者。盖胃为一身之市，纷杂无所不投，胃有羶浊，而脾气亦浊，则其气上熏而应出于口，以其发窍于口也。诸经之火，但能助而甚之，其本必由于胃之浊热也。可不从所重治之哉。

治　例

经曰：膀胱移热于小肠，肠膈不便，上为口糜。好饮者多病此。五苓散合导赤散服之，神效，或凉膈散。

凡下虚上盛致口舌生疮者，宜加减甘露饮，兼以绿袍散傅之。若服凉药反甚者，当从治，甚则理中汤加附子。

凡口臭者，总由胃有浊腐之气，或心火助之转甚，宜加减甘露饮，更浓煎香薷汁含之。

凡脾热则口甘，肝热则口酸，心热则口苦，肺热则口辛，肾热则口咸，胃热则口淡。方具方集中，然多关他症，不可执也。

齿　症

齿上龈属胃，下龈属大肠，然总之皆属肾也。牙者，肾之标，亦喜寒，寒则坚牢。盖喜清凉而畏炎热，骨髓之本性，而齿则髓之所养也。故从风寒，从气分，从血分，种种皆可以作痛。独有平日无故而渐致摇动槁落者，直以见衰之征矣。可不审轻重而疗之哉。

治　例

凡肾虚者，齿龈宣露，牙缝疏豁而摇动，宜滋阴补肾，八味丸、虎潜丸、三味安肾丸。

凡胃热者，龈宣肿而齿动摇，缝中出血，臭秽不可近，清胃汤。

凡多服膏粱，胃留湿热，得热则痛，得凉则止者，宜治以辛凉，先以龇鬼散擦之，次用调味承气汤加黄连去芒硝，以治其本。

凡齿有郁结不已，致火炎上而肿痛摇动者，清胃汤加开郁之药。

凡风热风湿入肠胃，与热血相抟而痛者，惟遇风寒则甚，甚则出脓汁而臭者，犀角升麻汤、消风散。

凡虫蛀者，牙缺少而色变，宜鹤虱散擦之。

凡有齿病者，平日常以固牙散擦之，最忌甘味，如糖、枣之类。

舌　症

舌，不可以皮肉类也。心之本脉系于舌根；脾之络系于舌两旁；肝脉循阴器，络于舌本；肾之津液出于舌端，分布五脏，心实主之。故心火煽动，或有所挟者，既必发于本脉之所系。而舌又主五味以荣养于身，最易染腥热之气，故心经诸邪所感，与内火相蒸者，惟舌之相应为速焉，而总之皆属热之症也。但其症有重轻，治有标本，各从其因而疗之可也。

治　例

凡心热，则舌裂生疮；脾热，则舌滑生胎；肺热，则舌燥；

肾热，则舌干；肝热，则舌肿痛。当各如症消息，详具方册。

凡七情内郁，则舌肿满，痛不得息，宜犀角地黄汤，蒲黄生掺之。

凡子舌者，舌下复生一小舌，是热结心脾也，宜真百草霜入炒盐研和掺之，或刺出血亦妙。

凡舌肿而不柔和者，为木舌，亦热结心脾也，宜玄参升麻汤。

凡舌内生疮，下元亏而虚火炎也，宜甘露饮、玄参散；若久服凉药不愈，当以黑锡丹镇坠之。

凡舌无故而常自麻木，由心血不足，理中汤加当归服之。

凡舌出不收者，心经热甚，或伤寒热毒攻心及伤寒后不能调摄，往往有之，宜用珍珠末、冰片等分，傅之即收。

凡舌强而短，邪入心、脾二经，热甚则舌根脉挛，故蹇涩而不能言，宜从症治之。

凡口纵涎下，《内经》所谓胃热虫动而致胃缓，廉泉开也，宜清心牛黄丸。

凡自啮舌者，少阴气至则啮舌也，以黄连泻心汤饮之。

唇　症

经曰：脾者，仓廪之本，营之居也，其华在唇。故虽上侠口，属大肠[1]，下侠口，属胃，又统属冲、任，然皆脾主之。夫唇在面为常动之肌，经所谓天热甚寒不能胜之者也。风热燥肤，不足具论。第其由七情所致，发为诸症者，固一一皆传脾而后致也。脾为仓廪之本，既为一身之气所由出，本为热脏，

① 大肠：原作“太”，据文义改。

而他脏之火又传之，则唇之病也，犹本末根叶之出候也。根病则叶燥矣，可不察其要而治之哉。

治例

凡有胃火传脾，燥血唇裂为茧者，清胃散加芍、芎、柴胡。

凡有肝经怒火，风热传脾，唇肿裂或茧唇①，宜柴胡清肝散。

凡有忧思过度，蕴热于脾，沈裂无色，唇燥口干，生疮年久不愈，内服五福化毒丹，外用橄榄烧灰末，猪脂调涂。

凡有冬月唇干拆②血出，宜桃仁捣烂，猪脂调，或以烂胭脂涂之。

咽喉

经云：咽喉者，水谷之道也。喉咙者，气之所以上下者也。会厌者，声音之户也。悬雍者，声音之关也。故咽与喉、会厌与舌，此四者，同在一门，而其用各异。咽在喉之前，喉在咽之后。会厌管乎其上，以司开合，掩其厌，则食下，不掩其厌，喉必错，必舌抵上腭，则会厌能闭其喉矣。人身十二经脉，除膀胱之外，皆上循咽喉，尽得以病之。然咽主地气，喉主天气，肺主天气者也，脾主地气者也。喉纳气，肺金变动为燥，燥则涩，涩则闭塞而不仁，故在喉谓之痹；咽纳食，脾土变动为湿，湿则热，热则壅胀而不通，故在咽谓之肿。痹、肿之外，又有种种诸症。虽诸经所致寒热异因，其同归于火证一也。故经所

---

① 茧唇：以口唇肿起、皮白皱裂如蚕茧、溃烂出血为主要表现的肿瘤性疾病。

② 拆：通“坼”，裂开。《易·解·彖传》：“雷雨作而百果草木皆甲拆。”

载喉痹，有能言不能言之殊，而一归于口干舌卷诸热症，是可见地气闭塞者，则病咽肿咽痛，未必兼喉痹，而天气闭[1]塞者，地气亦必塞，则病喉痹者必兼咽病也。故诸经皆足以致病，而至于肺受火热，斯为咽喉之极症矣。大抵治法，视火微甚，微则正治，甚则反治，更甚则以急救治，撩痰出血，随宜而施，则多所保全矣。

治　例

凡缠喉风者，其肿透达于外，且麻且痒且痛，甚则卒然胀闷，增[2]寒壮热，食饮不入，暴发暴死者，名走马喉痹。其乳蛾者，肿于喉两傍，名双乳蛾；一边肿者，名单乳蛾。大率此病初起，当审其虚实，用备急丹、巴矾散、雄黄解毒丸之类。先涌其痰，或以针刺其肿处出血，或以绛雪散、玉钥匙、破毒散吹之，盖急则治其标也。至于用药，须看症候轻重，轻者加减甘桔汤、清上噙化丸，重则用从治法，少加干姜、附子为向导，徐徐频服，外以消风拔毒散敷之。切不可峻用酸寒及大寒草药，虽取效目前，恐上热未除，中寒复起，毒气乘虚入腹，胸高气喘下泄，指手青紫，不食而危也。

凡喉痹牙关闭者，搐鼻取之，备急加圣散一字，或用巴豆油染纸作捻子，点火吹灭，以烟熏入鼻中，即时口鼻流涎，牙关开矣。

凡咽痛，有因风热上攻者，解毒丹、加减甘桔汤。如阴虚火炎者，噙化丸加玄参，或多饮童便效。

---

① 闭：原作“开”，形近而误，据文意改。

② 增：通“憎”。《论衡·问孔》：“不惧季氏增邑不隐讳之害，独畏答懿子极言之罪，何哉?”

凡咽疮，多虚火游行无制，客于咽喉，或风热积于胃脘，熏炙上焦而然。虚火者，人参、蜜炙黄柏、荆芥之属。实热者，硼砂散或黄连、荆芥、薄荷[1]为末，蜜、姜汁调噙，更用连、檗、大黄末，水调涂足心与患处效。

凡咽喉症，生在上关易治，在下关难治。口如鱼口，脉微而伏者死。

肩背痛[2]

肩背分野属肺。经云：西风生于秋，病在肺，俞在肩背。故秋气者，病在肩背，有因劳役、肾虚，有因气郁、湿热，有因流饮、岁气，种种不同，治当各求其本则可矣。

治　例

凡看书或对奕[3]等，皆是劳役，宜补中益气汤。

凡色欲致虚，肾气不循故道，气逆挟脊而上，为肩背痛，宜和气饮加盐炒茴香五分、炒川椒十粒。

凡肩背胛痛不可回顾，此手太阳气郁而不行，以风药散之，九味羌活汤。

凡湿热相抟，肩背沉重而痛，宜当归拈痛汤。

凡人素有痰饮流注，肩背作痛者，宜星香散、导痰汤。

凡运气作痛，从火治。

---

① 荷：原作“苛”，形近而误，据文意改。

② 肩背痛：其论治及附方原在卷十（今卷九）中，今依本书体例，将论治部分移于此卷，附方则置卷九中。下页臂痛、梅核气同。

③ 奕：通“弈”，下围棋。《论语·阳货》：“不有博奕者乎，为之犹贤乎已。”

臂　痛

臂为风、寒、湿所抟，或饮液流入，或提挈重物，或气血凝滞经络不行，或血虚不荣于筋，皆能致痛。治之者当究其痛之何从，及究其痛在何经络之间，以主病药加行本经药行其气血，气血通则愈矣。

治　例

凡坐卧间为风湿所侵者，宜五积散或蠲痹汤。

凡挈重伤筋而痛者，宜和气饮加白姜黄。

凡痰饮流入四肢，令人肩背酸疼，两手软痹，宜导痰汤加木香、片姜黄。

凡血虚不荣于筋者，宜四物汤和蠲痹汤。

凡气血凝滞者，宜舒经汤。

梅核气

此症大抵因七情之气郁结，或当饮食时忽着恼怒，遂结成痰气，状如梅核或如破絮在咽喉之间，咯不出，咽不下，有触即发。妇人患此最多。治宜开郁调气，化痰清火，无不愈矣。

心　痛

夫心者，五脏六腑之主也。各经之伏邪、逆气、痰、血之属，或寒或热，皆足以致痛，如经所云肾心痛、胃心痛之类是也。然各经之病，中于心而痛者，皆中于心之包络，而其包络为痛也。心为虚灵之位，其脏坚固，邪勿能伤，伤之则死矣。此所谓真心痛，不可治者也。治者法当视其由来因于何经，与为邪、为气、为痰、为血，相其寒热以治之，不可执也。若夫胃脘当心而痛之说，此属胃家病。胃之与心，经络各异，痛状亦殊，不足深辨。

治　例

凡心痛，与背相控，善瘛。如从后触其心，伛偻者，肾心痛也。腹胀满，心尤痛甚者，胃心痛也。如以锥针刺其心者，脾心痛也。色苍苍如死状，终日不得太息者，肝心痛也。卧若徙居，心痛间动，作痛益甚，色不变者，肺心痛也。凡此皆厥逆之气上冲，觉心自痛，非真心痛也。须勘得病能[1]，知系何经气逆所致，而是经之气又因何故致。然所由虽多，不出寒热两者，即相寒热以调逆气，而各治其本经可也。若胃家积食留水，致上脘作痛，此与心痛悬绝，当从胃治，无混也。

胃脘痛

夫胃脘居心下，受病则作疼，故有当心而痛之名，实非心也。盖胃处中宫，为水谷之海，气血之源者也。其气和，则气行而无病，逆则有所着而病矣。察其致逆之由，皆因纵恣口腹，醉以入房，饱食急走，风寒客邪，以致气逆，然肝木之相乘者尤甚。故谋虑太过，怒气常躁之人，其胃气多弱。盖肝木太盛，则胃自弱，所谓气逆则弱也。既弱，则痰饮、食积、瘀血挟逆气以作恶，遂致吞酸、嘈杂、嗳气、痞满、呕吐、疼痛，甚至隔塞不通，饮食不下诸症，多致锢疾夭命，其可易言治哉？治之者，须当以防微杜渐为主，相其何因，急为治之，无使渐弱，弱难治也。但用药虽不免借峻厉以开豁，不过其暂耳，必以和

① 能：通“态”。《素问·阴阳应象大论》：“此阴阳更胜之变，病之形能也。”

平宽解开导为常，一切辛香燥热之剂，所当力禁者也。

治例

丹溪云须分新久。若明知身受寒气、口食寒物而得者，于初得之日，当与温散，或温利之。温散，谓治身受寒气于外者，如陈无择麻黄桂枝汤，治外因心痛之类是也；温利，谓治食寒物于里者，如仲景九痛丸、东垣草豆蔻丸、洁古煮黄丸，治大实心痛之类是也。若病得之稍久，则成郁矣，郁则蒸热，热则生火，若欲行温散、温利，宁无助火添痛耶？由是，古方中多以山栀为热药之向导，则邪易伏而病易愈矣。

凡瘀血留于胃脘而痛者，其人饮食时，必作呃状，所食必屈曲而下。重者下之，桃仁承气汤。轻者消之，玄桂丸、万金散。

凡因郁怒气滞不行，攻刺心腹，连胸胁走痛，忍气则发者，此为气痛。此病妇人最多。万金散、祛痛散、加味七气汤。

凡痰痛，攻走腰背，发厥，呕逆，诸药不纳者，就吐中以鹅翎探吐之，以尽其痰而痛自止，或白螺蛳壳丸。

凡虫痛，其人或恶心，吐清水，面生白斑，痛过便能食，宜化虫丸。

凡痛久，气血虚损，或素作劳羸弱之人，或以手按之而痛止者，皆属虚痛，忌服辛散之剂，当大剂参、芪补之。

凡火痛乍发乍止，脉洪数，宜清中汤。

凡脉沉细而迟者，易治；浮大弦长者，难治。

腹痛

夫腹者，自心口已下，直至毛际之总名也。诸脏腑之内舍，皆属于此。或因脏腑之气失调，为逆气，为瘀血，为积痰，或因外邪乘所虚之舍而入客，痛之由来也。其痛处有定在，其痛形有变态。盖脏腑所舍，各有部分可按。肝舍胠胁小腹，脾胃舍心腹，肺舍胸膺两胁，肾舍少腹腰脊，心舍胸膺，大小肠舍小腹。痛形既有变态，亦可因其状而辨悉之。大抵属寒者多，而属热者少。《内经》论腹痛十四条，而居热者止一，可以见矣。治之者，须审其痛状，斟其缓急，而各治其本，斯得之矣。

治　例

凡寒痛，绵绵痛无增减，或腹满而吐食不止，自利，连腹疠痛，理中汤，或五积散加木瓜、吴茱萸之类。

凡热痛，是热郁于内，时痛时止，痛处亦热，腹满，便结，喜冷，四顺清凉饮、大承气汤、三黄丸。

凡火痛，作止不常，上下不定，二陈汤加芩、连、山栀；或攻冲不定者，更加香附、芍药、青皮；便秘者，大黄备急丸。

凡痰痛，痰因气滞，必小便闭或大便亦闭，芎术散。如清痰在腹作声者，控涎丹、小胃丹。

凡虚痛，手按之则痛减，宜烧脾散、蟠葱散。若手按之愈甚，小腹至心下皆满硬而痛，是邪气之实也，此为实痛，承气汤下之。

凡虫痛，心如懊憹，面生白班①，口吐清水，痛有休作，或腹大，青筋绞痛，定即能食，乌梅丸、化虫丸。

凡食积痛，因食积郁结肠胃作痛，便后即减，平胃散加消导药或保和丸、枳术丸、红丸子，甚则木香槟榔丸、大黄备急丸。又有食填胸满，心胃作痛者，平胃散入盐少许吐之。

凡瘀血痛，其痛有常处，多在小腹，小便自利，或因郁逆

① 班：通“斑”。《韩非子·外储说左》：“班白者不徒行。”

跌扑，或妇人恶去不尽而凝，四物汤去地黄，加桃仁、红花、牡丹皮、青皮，或加大黄行之。

凡气刺痛，攻注胁背，或心腹痞闷，虚者，七气汤、木香匀气散、木香化滞汤；实者，二和散、分心气饮主之。

凡中虚脾弱，隐隐冷痛，全不思食者，人参养胃汤加肉桂、吴茱萸、木香。如挟痰者，六君子汤加苍术。

凡大腹痛，多食积外邪；脐腹痛，多积热痰火；小腹痛①，多瘀血及痰与溺涩；若脐下卒大痛，人中黑者，为人中客忤之症，多死。

凡痛多属血涩，通用芍药甘草汤为主。若寒，则加肉桂、吴茱萸、干姜；热加黄芩；脐下痛，加熟地。属气分诸痛，则不宜用芍药，为其酸收故也，宜辛以散之，如木香、槟榔、青陈皮、香附之类。

凡腹中窄狭症，腹中自觉窄狭，神思昏躁，乃湿痰浊气攻于心脾，以致升降失常。肥人多湿痰，宜二陈汤加苍术以燥湿，香附以行气；瘦人多火，宜二陈汤加黄连以清热，苍术以流湿。若心神不敛不收者，俱加远志、麦门冬、酸枣仁。血气虚者，六君子汤加川芎、当归，养血流湿，自愈。

凡真腹痛，腹中如带束，手足青至节者，此大气入脏，不可治。

凡脉来细小迟者易治，浮弦长大而疾者难治。

胁痛

经曰：肝病者，两胁下痛，引小腹，令人善怒。盖肝布叶

① 痛：原缺，据文义补。

于两胁故也。其所致之由，有怒气、悲哀、息积、死血、湿热、流饮、脾虚、外感，症各不同。大法怒者平之，郁者伸之，有余者泻之，不足者扶之，饮者导之，瘀者消之，外感解之，火者清之，则愈矣。

治 例

凡怒气者，经云：怒则气逆，甚则呕血。肝为藏血之所，因大怒而血不归经，随气上溢于口鼻。若滞于胁下，则为胁痛，宜平肝饮子、分气紫苏饮、当归龙荟丸。

凡悲哀者，是因气不得舒越，郁于胁而为痛，宜枳壳煮散，柴胡疏肝散。

凡息积者，胁下满闷而痛，连岁月不已，肝有积气也，宜白术丸。若食积，则胁下一条扛起作痛，神保丸。

凡死血者，有不归经之血瘀于胁下，阻滞气道作痛，宜桃仁承气汤、复元活血汤、万金散。

凡湿热盛则两胁痛，当归龙荟丸。

凡流饮者，因痰饮流注于胁，与血相抟而为痛，多在右胁，宜二陈汤加苍术、川芎之属，或推气散。

凡脾虚者，因饮食失节，以致脾土气乏，木来乘之，胃脘当心而痛，连及两胁，妨碍食物，宜沉香导气散。

凡外感者，伤寒传至少阳，则为寒热，耳聋，胁痛，小柴胡汤主之。

凡寸口脉弦，啬啬恶寒者，其人胁下拘急而痛也。

腰 痛

经云：腰者，肾之府。转摇不能，肾将惫矣。然宗筋聚于阴器，肝者，肾之同系也。五脏皆取气于谷，脾者，肾之仓廪也。郁怒伤肝则诸筋弛纵，忧思伤脾则胃气不行，二者痛之由也。故凡腰痛者，大要不出此三经矣。又足之三阳从头走足，足之三阴从足走腹，所经之处，皆足以为患。其从肝来者，腰中如张弓弩弦；从脾来者，腰下如有横木，溺自出；从胆来者，痛如针刺入皮中，不可俯仰；膀胱来者，痛引腰脊尻背；胃来者，痛不可回顾，顾则如有所见，善悲；本经来者，痛引足内臁①。此六经之为患也。或夹虚，或夹痰，夹瘀血，夹湿热，夹挫闪等类，其痛又不同形。治者当审其致痛何经，所夹何邪，各以引经之药治之，则庶几矣。

治　例

凡肾虚者，因色欲无节，耗损元气，痛则不能转侧，至无已时，肾气丸、茴香丸等以补阳之不足。

凡夹热者，膏粱之人久服热药，以助房事，损其真阴，则肾气热，热则髓减骨枯，腰脊痛而不能举，滋肾丸、六味地黄丸、封髓丹之类，以补阴之不足。

凡郁怒伤肝，发为腰痛，宜调肝散主之。

凡忧思伤脾，发为腰痛，宜沉香降气汤和调气散、姜枣煎主之。

凡瘀血者，痛则转侧若锥刺，大便黑，小便黄，日轻夜重，万金散、四物汤、桃仁、红花之属。

凡痰者，肾脉必滑而伏，其痛则往来时作，二陈汤加南星、乌药、续断之属。

---

① 臁（lián 连）：原作“臁”，形近而误。臁，小腿的两侧。

凡湿者，从腰以下如坐水中，状若希钱①，冷痛，所谓肾著也，肾著汤、独活寄生汤之属。

凡风者，或左右痛无常处，脉必带浮，五积散加防风、独活，或小续命汤，择而用之。

凡寒者，腰间如水冷，逢寒则重，遇热则轻，肾脉必紧，五积散、吴茱萸、桂、附之属。

凡挫闪者，以黑神散、乳香、定痛活血顺气之剂治之，或万金散。

痹症

经云：风寒湿气，三者合而为痹。其风气胜者为行痹，寒气胜者为痛痹，湿气胜者为著痹。感于冬者中骨，久则入肾；感于春者中筋，久则入肝；感于夏者中脉，久则入心；感于至阴者中肌，久则入脾；感于秋者中皮，久则入肺。又因之而有肠痹，有胞痹。经所载形症甚详。大抵皮肤者易已，筋骨者难已，入脏则死矣。总之，从受天地阴寒之气以成此症。是以外感之毒，而渐入为内气之毒者也。世人不究本原，不察病形，设为痛风、历节、流火之名，以讹传讹，遂妄指为风、为火、为血、为痰，即至入脏以死，亦颠倒眩惑，以为他症，竟不能指之为痹，而世遂不知痹为何病矣。治之者，慎七情，避阴寒，调饮食，使之不为害者，上也；能知真实之穴，相由来而刺之，中也；常服温和之药，补养气血，使勿入脏，下也。舍此而议攻议燥，则无策也。盖阴寒者，邪气之最毒，既至沦肌浃髓，

---

① 希钱："希"，疑为"系"之音误字。《脉经》卷六《肾足少阴经病证》："肾著之为病，从腰以下冷，腰重如带五千钱。"

如水渗土，如油入面，岂能复攻？攻则必用辛燥之药，而元气益虚，是引之入脏，所谓开门而延敌者也，可不审哉！

治　例

凡行痹者，风行于皮肤之间，流走疼痛，宜防风汤主之。

凡痛痹者，寒气留连筋骨间，痛在关节，发无常处，宜蠲痹汤、五痹汤、当归汤、乌头汤、活血应痛丸，随人虚实，加减用之。

凡着痹者，痛有常处，时作时止，此与麻木症绝不相类，即俗呼寒湿气者是也。宜苍术复煎汤、神效黄芪汤、芍药补气汤[1]之属。治此三痹，复须量其浅深而消息之。大要以人参、黄芪、苍术、甘草、五味、芍药、当归、升麻、柴胡之类，但补其虚，全不用攻冲之剂。

痿　症

经云：五脏皆使人痿。盖甚言痿为沉锢之疾也，而皆主于气热者，此犹之伤寒之久，变为热病，至此则其蓄极而成者耳。究味圣人之旨，以合从来之症，未有不归于肾病而后痿者。故曰：肾者，脏之本也；寒者，热之始也。盖人始生，先成精，精尽则还归于废。然既生身之后，气为精之原。惟七情失节，脏气不调，气之有余即为火，虚火炎则水竭，水竭则火益炽。虚寒之极，发为大热，犹之火将灭而为之大焰也。肾受五脏六腑之精而藏之，而凡五脏所动之火，既燔炙其精而销之，则气皆为火，火上炎者也。上热则下虚，安得而不痿哉。观之经所载治法，独取阳明，正以阳明为气之主，精髓之所从出耳。治

① 汤：原本缺，据原目录补。

之者，必当以保定胃气为主，而后补其真阴，相其所由来之经，参而调之，则甚者犹不至于速毙，不甚者犹可冀其生全于十一矣。

治例

凡痿之成，由来既久，其发必有渐，当其发萌之始，急从其病本治之，则奏效可必。若至既痿之后，但当调和胃气，参以补益精髓丸剂，使之渐复而已，非可以责效旦夕也。

厥症

厥之为症大矣。《内经》所提寒热二厥，不过以人身以气为主。气有阴阳二者，故以寒热二者该之。厥之云者，溃也，塞也，逆也。寒热之厥，实兼三字之义，而皆由上盛下衰者。盖人身之气，宗气留于气海，而营卫之气下周于一身，至于气行之度，则阳气起于足五指之表，阴气起于足五指之里，以上会于宗气。故上半者，宗气之所留，常不虞其不足；下半者，皆待上气之所转输，稍不流行，则上盛而下衰矣。且也足太阳、阳明、少阳、太阴、少阴、厥阴，并皆津液精血所藏之实脏腑也，人身之蓄积以奉生身者也。故上气衰而下盛者，止于短气少气之疾；上气盛而下气衰，则气行之度大乖，一身之所资不给，遂作大病，而厥症起矣。经所揭寒热之由来，皆归及于肾者，以精者人身之根本，气所与相维者，故指其重而言。其实五脏七情皆足以致之，初[①]不可以执一论也。厥之病能，自手足寒，手足热，腹满，喑痱，暴不知人，眴[②]仆，妄见，妄言，

① 初：根本。

② 眴（xún 寻）：目眩。《集韵·谆韵》："眴，目眩也。"

疼痛，呕逆，以至心痛、腹痛，种种内外诸症，不可以枚举。故人身内因之疾，举厥而十具六七矣。经所先后载者甚详，是不可不详究而深维①之也。独厥中、喑痱、暴不知人等症，世人入之中风门中，遂使两病俱误，成千古不解之惑，流毒杀人，可为痛哭流涕。余于首卷“病形相误论”中已详言之②，今复著之于此，仁者其参观焉。

治 例

厥症大小多端，不可疏方，然大要以气衰于下而盛于上耳。治之者，因其寒热，时其浅深，相其出于何经而治之，总之以调气为主。其余夹血夹痰等类，虽或有之，亦其标末。若不深辨而夹杂治之，小者变疾，大者杀人矣，可不慎之！

疠 风

夫疠风者，中风中之最毒者也。但寒热偏枯诸中，其中直入脏腑，故发为症候。疠风者，其中在分肉之间，渐引而入，故发于皮肤之表，有所呈现耳。其始中之时，不过贼风在肌肉间。久之风寒客于脉而不去，则成疠矣。当始中时，壅遏卫气，邪在凑理，一切驱风峻厉之剂犹可用；至其久也，浊乱营气已在经脉，惟当分理阴阳之气，使之运行不息，参以解毒散风耳。若专治其风，犹闭众贼于室而以一人斗之也。然绝欲，寡思，节劳，淡味，尤其所急。丹溪云：自非医者神手，病者铁心，鲜克免者。旨哉斯言！

---

① 维：通“惟”，思考。《史记·秦楚之际月表》：“维万世之安。”

② 余于首卷……详言之：今本首卷只有“序文”“凡例”“目录”，无“病形相误论”一篇，或作者误记，或此篇遗失。待考。

治　例

凡疠风初起，身有瘾疹搔痒者，桦皮散、升麻汤主之。

凡疠风久，有恶血凝滞者，醉仙散、再造散、当归饮主之。然亦须量人强弱，攻击调和，随机处方，不可执也。

大便秘

大便秘者，诸症中皆有之，治之视主病者。此特言无他症，而独患此者也。秘者，固由大肠，而小肠、大肠皆属于胃，故有大肠热结者，有血枯者，津液少者，有胃热者，有胃冷者，然而一言以蔽之，则曰气秘而已。气秘者，肠胃之气不相升降，不得通行，则专属气秘者，不必由他症，而他症亦总归于气秘也。治之者，法当以调气之剂为主，而相其由来以施治。惟以温平滋润之，而勿以峻利急通之。斯老弱病后者，不致害矣。

治　例

凡气秘者，气不升降，谷气不行，其人多噫，宜苏子降气汤，佐以木香槟榔丸。

凡冷秘者，胃气闭塞，其人肠内喜攻，喜热恶冷，宜藿香正气散加官桂、枳壳各半钱，吞半硫丸。

凡热秘者，面赤身热，肠胃胀闷，时欲得冷，此由大肠并胃热盛秘结，宜四顺清凉饮，吞润肠丸。肺热者，加清肺下气之剂。

凡血枯津液少者，脉必小涩，面无精光，大便虽软，努责不出，宜大剂四物汤加陈皮、甘草、黄芪汤、益血润肠丸之属，然亦量人老壮。总之以补养精血，使之自润，不必急于治秘，斯得之矣。

脱　肛

夫肺与大肠为表里，肛门者，大肠之候也。一身之元气实，则肺气温而有所蓄；元气虚，则肺气寒而不能收。故肺脏蕴热者多秘结，寒则脱矣。俗谓下利后窘迫而脱，与酒色过度而脱者为热，不知热正所以为寒也。苟非元气虚寒之极，不能固其防卫，有至于脱者哉。观之老人小儿多有此，概可见矣。法当养元精，固卫气，用温药以调其内，兼涩药以收其外，脱自愈已。

治　例

凡脱肛者，参术实脾汤、十全大补汤、参术芎归汤、收肠养血和气丸，择而用之，外用涩肠散。

肠　鸣

夫肠鸣者，专属脾胃之气不足。经云：中气不足，肠为之苦鸣。又云：脾胃虚则肠鸣腹满。其所载土郁热淫致诸肠鸣者，亦皆以实乘虚，则肠鸣之以气虚兼内热也明矣。盖人惟中气不足，则上下浮游之火往来肠中者，多怫郁不顺，故转运之间作而为声，肠鸣所由然也。法当补气温中，则鸣自止耳。若夫《内经》涌水之说，所谓疾行则濯濯如裹浆者，此水症也，自当列之水症中。肠触水而有声，与肠自鸣者，奚啻①千里，混列于此，岂不谬哉。

① 奚啻：岂只。

治　例

凡肠鸣必属肠[1]胃虚，用疏气药多不效，宜以参苓为君，余用甘草、干姜、连、芩之属。

凡肠鸣如蛙微鸣，火击动其水也，宜二陈汤加芩、连、栀子。

虫　症

虫之为害烈矣，其类亦多，然必由饮食失宜、失节，或由饮食中致其种入腹而然也。治之者，亦惟有攻下一策，大率急治乃得生耳。

治　例

凡取虫者，用万应丸、化[2]虫丸之属。然须考其人之症何若，其由来何自，虫在上部下部，消息应变，非可执一。

前阴诸疾

夫前阴者，虽云宗筋之所聚，当属于厥阴，然其致疾之由来，岂必肝经哉。自当以肾为主耳。肾气虚，则茎垂为之不振，以致纵缓腥臭，未有不由肾虚而然者。然所以致虚之由，则又不在肾。或因恐惧伤心，或因忧思伤脾，或因郁怒伤肝。心伤则真火衰，脾伤则不能与胃行其津液而精竭，肝伤则浮火内热而水枯，种种不一。经所云悲哀太过则伤魂，魂伤则狂妄不精，不精则不正，当人阴缩而筋挛急，此可想见矣。治之者，独以肝筋为言，而不求其本，何哉？

---

① 肠：原作“胺”，形近而误。

② 化：原作“下”，据卷九“虫症”附方及原目录改。

治　例

凡阴痿者，必由肾水竭而真火衰，但致之之由不同，宜以峻补真阴大剂，相其由来，并加治之之药，斯得矣。方载方册。

凡阴纵者，受热则挺长不收也，宜以行水清阴气之剂为主。

凡阴茎痛，是厥阴气滞兼热，治以黄柏、知母、滑石、石韦之属。

凡阴汗臊臭者，皆属湿热，治以清小便、清肝热之剂。

凡妇人阴肿痛，以枳实末半斤炒热，布包熨之，久自愈。

凡阴冷者，渐渐冷气，入脬肿满，以花椒囊果[①]之自愈。

凡胃气下泄致阴吹，此谷气之实也，以猪膏发煎导之。

疝　症

《内经》所论疝者多矣。仲景、东垣而下，诸说蝟起[②]，不可具述。然见本之论，惟仲景云疝皆由寒邪得之一语。至于丹溪湿热之论，则大不可解矣。盖疝痛之所指，专指睾丸而言也，自当以肾主之，诸痛该矣。若欲究其所属，则阳明、任脉、督脉、厥阴、小肠、膀胱，何者不有以致之？要其至于痛也，有不归肾气虚寒者哉？世人不主言肾，而于诸经之中，各有所拣择去取，诚不知其何所见矣。始益信仲景之专言寒邪，为不可及也。

治　例

凡疝病名有七：曰寒，曰水，曰筋，曰气，曰血，曰狐，

---

① 果：通“裹”。《尔雅·释鱼》：“（龟）前弇诸果。”

② 蝟起：亦作“猬起”。比喻纷然而起。汉·贾谊《新书·益壤》：“高皇帝瓜分天下，以王功臣，反者如蝟毛而起。”

曰㿗是也。寒疝者，囊冷结硬如石，阴茎不举，或控睾而痛，得于寒湿，使内过劳也，宜以温剂下之。

凡水疝者，肾囊肿痛，阴汗时出，囊或肿如水晶，或痒而搔出黄水，或小腹按之作水声，得于饮水饮酒使内过多，汗出而遇风寒湿之气，聚于囊中，故水多也，宜以逐水之剂下之。

凡筋疝者，阴茎肿胀，或脓或痛，里急筋缩，或茎中痛，痛极则痒，或挺纵不收，白物如精出。得于房劳，及邪术所使。宜以降心火之剂下之。

凡血疝者，其状如黄瓜，在小腹两旁，栋骨①两端约中，俗云便痈也。得于重感，春夏大燠，劳于使内，热极生寒，气血渗注脬囊。宜以和血之剂下之。

凡气疝者，其状上连肾区，下及阴囊，或因号哭忿怒，气郁而胀，乍减乍增。小儿辈有此，俗名偏气。宜以散气药下之。

凡狐疝者，其状如瓦，卧则入小腹，行立则出小腹，入囊中，昼则出穴而能溺，夜则入穴而不通。此宜逐气流经之药下之。

凡㿗疝者，阴囊肿坠，如升如斗，不痒不痛。得之地气卑湿，故江淮人多有之。此症甚难治，宜以去湿之药下之。又有偏坠者，名曰木肾，不知痛痒而重坠，宜分左右治之。左者属寒，属怒气；右者属湿，属肾气郁。此即凡㿗疝之流也。

凡有阳明受湿热，传入太阳发寒热，小腹连毛际结核，闷痛不可忍，酷似疝症，不可不辨。诸方具方册中。

---

① 栋骨：《证治准绳·杂病·大小腑门·疝》作“横骨”，当是。

脚 气

夫脚气之病，实湿气之所作也。凡水湿之中人，必自足始。经曰：清湿袭虚，则病起于下。然湿有自外而入者，有自内而出者。凡坐立卑湿之地，或解衣洗足，当风取凉，邪入经络而为病。如暑月得之，必身热烦闷，四肢酸疼。若寒月得之，必手足酷冷而转筋作痛。此皆为外者也。至于恣饮醇醪，嗜啖厚味，一切湿热之物，苟脾胃不足，不能运化，而湿热之气下流，注之于足而为病，此自内出者也。其为患也，先从脚起，或痿弱痹痛，行起不便，或二胫肿满，足膝枯细。发则憎寒壮热，骨节酸疼，二便秘涩，小腹不仁，忡悸呕逆，胸满气急，酷似伤寒。当此之时，不可不辨，辨之不精，生死立决。其异于他病者，卒然脚痛可别耳。其自汗走注为风胜，挛急掣痛为寒胜，肿满重者为湿胜，烦渴热者为暑胜。病因虽有内外之殊，治法实无表里之异。以除湿汤蠲其湿，黄柏、黄芩清其热，芎、归、生地之属调其血，槟榔、木瓜之属调其气，二活、木通之属利关节而散风湿，牛膝、防己之类为引用及消肿，当归拈痛汤是也。但推其多者而加减为用耳。至如岚瘴之地，多染脚气，治之更不可缓也。

治 例

凡寒中三阳经者，患处必冷；暑中三阴经者，患处必热。切不可用补药补实其气，多致不救。

凡红肿者，湿热胜也，宜清热；但肿而不红者，湿胜也，宜除湿。

凡喘急者，入腹也，宜苏子降气汤。

凡畏食者，生料平胃散。外廉起，加柴胡；内廉起，加青皮、吴茱萸、川芎之属。

凡鹤膝风，但膝肿痛，五积饮加松杉二木节。

凡脚漏，脚跟注一孔，其疼异常，用人中白火上煅，有油，滴入疮[1]。

① 滴入疮：三字原不清，据江苏本补。

卷　五

日用药性反忌方产炮制略

人参　反藜芦，忌五灵脂。色微黄，皮薄明润，味甘。产上党者良。去芦。

沙参　反藜芦。白实味甘者良。去芦。

天门冬　忌鲤鱼。肥大者良。酒洗蒸，去心。

麦门冬　忌鲫鱼子。产杭州笕桥者良。水洗，去心。

生地黄　忌铁及莱菔。产怀庆者良。酒洗，竹刀切。

熟地黄　忌如生地，即以怀生地酒浸一时，如柳木甑，九蒸九晒用。

白术　忌桃、李、雀、蛤。米泔浸洗净，切片，土拌炒黄色。

苍术　忌同前。米泔浸一宿，刮去粗皮，切片，炒焦黄色。

黄芪　如绵软箭杆[1]，肉白心黄，甘甜近蜜者良。蜜炙。入疡科，盐水拌炒。

甘草　反大戟、芫花、甘遂、海藻。忌猪肉、菘菜。去皮。泉水蘸炙百次，或切片，蜜水拌炒。如泻火生用。

甘菊花　味甘者良。去蒂。

石菖蒲　忌铁及饧糖、羊肉。一寸九节者良。去毛捣碎。勿用露根。

远志　甘草汤渍一宿，取肉用。

薯蓣　产怀庆者良。蒸。入脾胃药，炒黄色。

---

① 杆：原作“捍”，为“桿”字之误。“桿”为“杆”之异体字。

北五味子 辽东者良。去枯者，打碎，蜜水拌蒸。

肉苁蓉 肥大者良。酒洗，刷去浮甲，去中白膜，酥油涂炙。忌铁。

锁阳 酥炙。

菟丝子 米泔淘净，略晒，磨五六次，播[1]去壳，酒浸一宿，蒸。

牛膝 长大柔润无心者佳。酒洗，蒸用。忌牛肉。

薏苡仁 滚汤泡三次，日干。

石斛 修长，味甘不苦者良。去根，酒拌蒸。

巴戟天 甘草汤渍一宿，去骨，酒浸一时，蒸，日干。

补骨脂 忌铁及芸苔、羊肉。盐酒渍一宿，浮者去之，蒸，日干。

芎䓖 反藜芦。形块重实，色白者良。

当归 白润者良。酒洗，去芦。

芍药 反藜芦。赤白通用。酒浸，切片炒。

茺蔚子 忌铁。采叶阴干。

车前子 自采者真，卖家多以葶苈子代充，不可不辨。米泔淘净，蒸，日干。

蒲黄 自收者真。活血消肿生用，止血则炒黑。

川续断 皮黄皱者真。去筋，酒浸。

决明子 炒研。

丹参 反藜芦。卖家多染色，须辨之。

玄参 忌铜。反藜芦。墨黑者良。

茅根 洗净，捣碎。勿用露根。

---

① 播：通“簸”。《庄子·人间世》：“鼓筴播精。”

艾叶 产蕲州者良。入药用新，灸火用陈。

地榆 切之如绵者良。酒洗。

大小蓟 消肿捣汁，止血烧灰存性。

红蓝花 自种者真。

牡丹皮 阔而厚者良。酒洗。孕妇忌服。

郁金 色赤似姜黄蝉肚者良。须辨真假。磨汁临服入药。

延胡索 产茅山，粒粒金黄色者良。醋煮，切。

香附 忌铁。童便浸透，瓦上焙干，或醋炒，或四制。

柴胡 忌见火。软柔者良。去芦，水洗切。

前胡 切开色白者良。水洗，去芦。

黄连 忌冷水、猪肉。产川蜀者良。去芦，酒浸切炒。入泻痢药，用姜汁拌炒三次方妙。

胡黄连 忌猪肉。产胡国，似干柳枝，心黑外黄，折之尘出如烟者真。

黄芩 入肺经，用枯芩去腐，酒浸切炒；入大肠或安胎等，俱用子芩，酒浸切炒。

草龙胆 去芦，酒洗切。

防己 文车辐理解①者良。酒洗切。

葛根 雪白多粉者良。

栝蒌根 反乌头。雪白多粉者良。

栝蒌仁 捣碎，用粗纸压去油。

苦参 反藜芦。不入汤药。

青黛 水飞去脚。

---

① 文车辐理解：《名医别录》作“文如车辐理解者良”，指其断面木质部射线的形状。文，同“纹”。

茵陈　产山间，节多生蒂钟者可用，否则无效也。

知母　忌铁。皮黄肉白者良。去毛，蜜炙。

贝母　反乌头。黄白轻松者良。去心。

地骨皮　自采鲜者，洗净去骨，倍效。

紫菀　忌雷丸、远志。蜜水渍一宿，焙干去头。

百部　酒浸，去心，肉白者良。

款冬花　花未舒者良。去梗，甘草汤浸一时，日干。

马兜铃　取壳里面子，去革膜炒。

桔梗　忌猪肉。味苦而有心者良。去芦及附枝。米泔浸一宿，微焙。

芦根　逆水味甘者良。露根勿用。

羌活、独活　俱去芦水洗。

升麻　绿色者良。去腐，水洗切。入痢药用醋炒。

细辛　反藜芦。忌生菜。洗净，去叶及泥沙。

防风　实而润，头节坚者良。去芦，并叉头叉尾者勿用。

干姜　马湖者良。微炒。若治产后血虚发热及止血，俱炒黑。

麻黄　陈久者良。去根节，先煮二三沸，去沫，焙干。

白芷　白色不蛀者良。

藁本　去芦，水洗切。

天麻　透明者良。面裹煨透切。

秦艽　去芦，水洗切。

银柴胡　勿见火，去芦。

木贼草　去节，童便浸一宿，焙干。

附子　方正重两五六钱者佳。古方多火炮，去皮脐用，然其性太烈，须用童便煮透尤良。

半夏 反乌头。陈久者良。先用矾汤泡七次，再用姜制。

天南星 松白者良。方中多炮，或用姜制，或用腊牛胆制。

白附子 竹节者良。炮，去皮。

何首乌 忌铁及猪羊一切血。赤白合用。米泔洗净，勿去皮，竹刀切片，同乌豆蒸晒三次。

威灵仙 忌茗及面汤。去芦，酒洗。

仙茅 忌铁及牛乳、牛肉。以米泔浸赤汁出毒，蒸。

川萆薢 忌牛肉。其根细长浅白者真。酒浸一宿焙干。

豨莶草 赤茎者良。采叶阴干，醇酒拌蒸九次，晒九次。

石韦 背有黄毛，须拭极净，羊脂拌炒焦黄色。

阿魏 色黑者力微，黄溏者力上。磁器盛，顿，待冷入药。

木香 忌见火。形如枯骨，油重者良。入煎药，磨汁用。

茴香 盐酒拌炒。

肉豆蔻 不油不蛀者良。粉裹煨切。

白豆蔻 略炒，临用研入。

草豆蔻 炒研。

缩砂蜜 炒，吹去衣，临用研入。

芦荟 苦极者真。研细，磁器盛，顿用。

蓬莪术 火炮，醋浸，煨，切。

大黄 锦纹，滋润重实者良。入下药，酒渍一时，煮二三沸即服；余用酒蒸。

泽泻 忌铁。不油不蛀者良。米泔浸一宿，去毛，捣碎焙。

旋覆花 去梗蒂，酒拌蒸。

木通 黄色者良。孕妇忌服。

葶苈 味甜者良。隔纸焙。

牵牛子 黑者力速。磨取头末入药。

泽兰　方茎者良。取叶日干，酒拌蒸。

海藻　反甘草。洗净。

常山　忌葱及菘菜、鸡肉。如鸡骨者良。

黍粘子　酒拌炒，或蒸，研。

青蒿　即苦蒿。春夏采叶，童便浸一宿日干，秋冬取子焙用。

百合　白花者良。酒拌蒸。

紫草　真者方佳。去根，取茸，酒洗。

白蔹　反乌头。

白及　水洗，切。

连翘　闭口者良。去梗、蒂，研。

谷精草　水洗，去根。

金毛狗脊　火燎去毛，切片，酒浸一宿，蒸日夜，晒干。

贯众　洗净，切片炒。

三棱　去毛，醋浸，切片炒。

草果　去壳研。

川通草　上白中空，可做花者良。

射干　不辣者良。

刘寄奴　去梗。

白蒺藜　炒研，去刺，为末。如入煎药，临时调服，不入汤煎。

沙苑蒺藜　产同州者真。卖家多假。酒浆拌蒸。亦不入汤药。

桂　忌生葱。厚者良。刮去外皮。

桂枝　即桂之枝条轻薄者。忌同桂。

槐实　一荚两三粒者良，单粒五粒勿用。须牛胆制为佳。

槐花　拣净，酒浸微炒，若止血炒黑。

侧柏叶　向月令采之，春东，夏南，秋西，冬北。

茯苓　忌醋及酸物。中有赤筋，最损目。如入丸药，须研末。水澄去筋膜，晒干，人乳拌数次，蒸用。若赤茯苓则不必飞也，俱去皮。

茯神　去皮木。

琥珀　血珀最良，蜡珀次之。用细布包，搥碎。

枸杞子　产甘州者良。去蒂。

酸枣仁　拣去壳，炒粒粒爆，临用研。

山栀子　圆小七九棱者良。去壳，姜汁拌炒。若止血炒黑。

楮实子　去皮瓤曝干，酒浸一宿，蒸一日，任用。

黄柏　厚而黄结者良。去粗皮，蜜炙，或盐酒拌炒褐色。

青竹叶　除苦竹不用，竹沥亦然。

山茱萸　色红润肉厚者良。酒拌蒸，去核，日干或炙。

五加皮　自采者良。水洗去骨。

杜仲　极厚者良。去粗皮酥炙，或盐酒拌炒断系，旋[①]取屑。

桑根白皮　忌铁。自采东行根乃良，露根勿用。水洗，刮去黄皮，并去骨，蜜炙。

益智子　去壳炒。临用研。

蔓荆子　炒，搥碎用。

辛夷　去心及外毛。

密蒙花　酒浸候干，蜜拌蒸。

沉香　入水即沉，中实不空，其色黑润者良。挫末用，入

① 旋：很快。

煎磨汁。

藿香 自种者真。去梗。

乳香 圆小光明者良。箬盛烘脆，灯草同研。

槟榔 形类鸡心者良。忌见火。

枳壳 陈久者良。去穰，麸炒黄色。

枳实 色黑陈久者良。凡用，麸炒黄。

厚朴 忌豆。厚而紫色者良。去粗皮，姜汁炒褐色。

乌药 连珠者良。洗净切。

大腹皮 黑豆汁洗净，日干。

猪苓 水洗。

郁李仁 去壳研。

吴茱萸 滚汤泡去赤汁。

蜀椒 炒去汗。闭目者勿用。

干漆 忌脂油。炒存性。

川楝子 或用肉，或用核，二者不可全用。

诃黎勒 六棱、黑色、肉厚者良。面裹煨去核。

血竭 磨指透甲，嚼口中如腊，无松香气者真。

没药 透明者良，卖家多假，须辨。箬盛烘脆，研用。

苏方木 红润者良。如入药，惟取中心镑①用。

松节 取透油者炒焦色。

芜荑 气臭如信者真。炒。

雷丸 赤色者杀人。取肉白者，用苍术汤泡，去皮切。

椿根白皮 取根皮漂净，酒拌炒。

竹茹 取极鲜竹刮皮，磋去外硬，青用。

---

① 镑（páng）：削。《玉篇·金部》：“削也。”

巴豆　反牵牛，忌芦笋、酱豉、冷水。去壳及心膜，用粗纸捶去油。

猪牙皂角　去弦及子，炙。

莱菔子　忌与何首乌、生地同食。炒研。

白芥子　研用。

葱头　取根白一二寸，连须用，洗净。忌蜜及常山。

韭　忌蜜及牛肉。研生汁饮。其子炒研用。

荆芥　陈者良。去梗取穗，若用止血须炒黑。

紫苏　两面俱紫，自种者真。其子略炒研极细用。

香薷　忌鳝鱼。陈者良。

薄荷叶　产苏州龙脑者良。

冬瓜仁　去壳研。

莲肉　去心，勿去皮。如入丸，瓦上焙焦色。忌犯铁。

莲须　白花者入药。忌铁。

荷鼻　采荷叶近蒂者是。

金樱子　去刺及核。

芡实　去壳炒。

山楂　水润蒸去核。

橘皮　陈久及产于广者良。水润去白，勿用汤泡。

橘核　炒研去壳。

青皮　去穰炒，或醋炒。

大枣　忌葱，去核。

乌梅　去核。

桃仁　拣去双仁者，去皮尖，研如泥。忌苍白术。

桃枭　捣碎炒。若止血，炒黑存性。

杏仁　去皮尖及双仁者，麸炒，研。

荔枝核　切碎，炒焦。

木瓜　产宣州者良。去穰捣碎。忌犯铁。

枇杷叶　极大者良。刷去毛，蜜炙。

覆盆子　去核炒。

白扁豆　紫花者良。炒，研去壳。

大麦蘖①　炒，研去壳。

谷蘖　炒，研去糠。

乳小麦　拣净。

神曲　自造者良。炒黄。

淡豆豉　出江西者良。

江西红曲　吹净炒，研。

醋　米造，陈者良。

丹砂　大块光明者良。水飞。

雄黄　透明者良。水飞。

芒硝　用朴硝煎，倾水盆中，结芒者是。一名马牙硝。孕妇忌服。

玄明粉　以朴硝用白卜②提净，入养成罐中煅成，倾磁器中，置露天结霜，每辰取之，磁器收贮。唯腊天可造。

滑石　白如凝脂，软滑者良。去浮面黄者，水飞六七次，去脚。

石膏　雪白有墙壁者真。研。

硼砂　白如明矾者良。

自然铜　生出铜处，方圆不定，色青黄如铜。煅红，酒醋

---

① 蘖：原作“糵”，形近而误。下“谷蘖”同。

② 卜：即萝卜。

淬九次，半年后方可用，否则杀人。

伏龙肝 数年旧灶中所结而成者良。

代赭石 赤如鸡冠有泽者良。火煅，醋淬九次，水飞。孕妇忌服。

青礞石 颜色微绿，敲碎小粒，入银罐，每两用硝五钱，盐泥固济，武火煅一炷香，取出研末，水飞。

赤石脂 煅研。

龙骨 五色全具者良，次白色，黑色不用。煅。

龙齿 捣碎，入丸，煅研。

虎骨 胫骨最良。凡用酥炙，另研。

牛黄 忌常山。无令见日月光，须辨真假，入药研用。孕妇忌之。

阿胶 真者方可用，蛤粉炒成珠。

鹿茸 须茄茸如琥珀红润者良。燎去毛，破开，酥炙褐色，研。

鹿角胶 自煎者良。

麝香 当门子良。凡用另研。

犀角 忌盐。乌犀角尖良，或磨汁，或镑。孕妇忌服。

羚羊角 耳边听之集集鸣者良。锉碎，蜜裹藏怀中，取出，避风捣筛，更研万匝①，免刮人肠。

獭肝 炙脆研。

蛤蚧 口含少许，急奔百步不喘者真。酥炙。

石蜜 忌葱、韭。炼去浮沫。

五灵脂 水淘，飞，澄去沙脚，日干，醋拌炒。

---

① 匝：遍。

僵蚕 白色而真者良。炒去系研。

全蝎 去毒，酒洗净，炙干研。

牡蛎 左顾者良。煅红，醋淬七次研。

石决明 十九孔者良。煅研。

败龟板 去边壳，童便浸一宿，酥油涂，炙焦黄，研碎再炙，研如飞面。

鳖甲 忌苋菜，七九肋者良。醋炙黄，研碎，再用醋拌，新瓦上炙。研如飞面。

白花蛇 出蕲州者良。去头尾各一尺，酒浸三日，去皮骨炙用。

乌梢蛇 同上制法。

穿山甲 土炒脆，研末用。

海螵蛸 去壳研。白色者良。

刺猬皮 炙脆，研。

蝉蜕 去翅足，水洗用。攻毒用全。

瓦垄子 煅红，醋淬九次，研末。

紫河车 初胎者良。米泔浸渍洗净，入猪肚中蒸烂，捣膏入药。忌犯铁。

人乳 白而不腥者良。

血余 陈久者良。皂荚水洗净，烧灰研用。

天灵盖 皂荚汤洗净，酥炙黄，少加麝研细入药。

童便 肥白童子，味不咸，雪白者良。

人中白 溺器中者良。火煅研。

卷　六

中　风

通关散

细辛　牙皂

上等分为末，吹鼻中。一方加半夏，末减半。

开关散

僵蚕　枯白矾

上等分为末，擦牙，或蜜水调服三钱。

稀涎散

明矾一两　牙皂四条

上为末，每服二钱，温水调下，以吐为度。一方加江子六粒。

胜金丸

生薄荷①五钱　牙皂二两。捶碎，水一钟，二味一处研成膏，取汁听用　瓜蒂一两　黎芦二两　朱砂五钱。已上三味各为末

上将三味末研匀，用前膏汁溲和，丸如龙眼大，朱砂为衣。每服一丸，温酒化下，甚者二丸，以吐为度，吐后不醒不救。

瓜蒂散一名独圣散

甜瓜蒂

上炒黄为末，或半钱，或一钱，以酸虀水调下，以吐为度。此药大耗元气，斟酌用之。

---

① 荷：原作“苛”，形近而误。

小续命汤

麻黄　人参　黄芩　芍药　川芎　炙甘草　杏仁　防己　肉桂各一钱　防风钱半　附子五分

上加姜五片煎，稍热服。此方虽治中经有表症之中风，然不审症加减，终为无当，故附加减法如下：

太阳无汗恶风者，本方加麻黄、防风、杏仁一倍。如有汗恶风者，加桂枝、芍药、杏仁一倍。

阳明身热无汗，不恶寒者，本方加知母、石膏、甘草一倍。如身热有汗，不恶寒者，加葛根、桂枝、黄芩一倍。

太阴无汗身凉者，本方加附子、干姜、甘草一倍。

少阴有汗无热者，本方加桂枝、附子、甘草一倍。

如无上四症，六经混淆，系于少阳、厥阴，或肢节挛痛，或麻木不仁者，宜本方八两加羌活四两、连翘四两。

防风通圣散

防风　大黄　芒硝　川芎　当归　芍药　薄荷叶　连翘　麻黄各五分　石膏　黄芩　桔梗各一钱　甘草钱二分　白术　山栀　荆芥穗各三分　滑石二钱四分

上加姜三片煎。如体麻加羌、天麻、僵蚕；痰多加南星、半夏；大便不实，减大黄、芒硝；表虚自汗，减麻黄，加参、芪。

三化汤

厚朴　大黄　枳实　羌活各二钱

大秦艽汤

秦艽　石膏各二钱　甘草　川芎　当归　芍药　黄芩　白术　白芷　茯苓　生地　熟地各一钱　细辛五分

十全大补汤

人参　白术　茯苓　熟地　芍药　当归　川芎　黄芪各一钱　肉桂　甘草炙减半

上加姜、枣煎服。

地黄饮子

熟地　巴戟天　山茱萸　石斛　肉苁蓉　石菖蒲　茯苓　远志　麦门冬各一钱　附子　五味子　官桂各五分

上加姜五片、枣二枚，薄荷数叶煎服。

涤痰汤

南星　半夏各二钱半　枳实　茯苓　橘红钱半　石菖蒲　人参各一钱　甘草五分

上加姜五片、竹茹七分，煎服。

加味转舌膏

连翘　远志肉　薄荷　柿霜各一两　菖蒲六钱　山栀　防风　桔梗　黄芩　玄明粉　甘草　大黄各五钱　犀角　川芎各三钱

上制为末，炼蜜丸弹子大，朱砂为衣。每服一丸，食后临卧薄荷汤嚼下。

解语丸

白附子　石菖蒲　远志肉　全蝎　羌活　天麻　南星　僵蚕

上制为末，炼蜜丸绿豆大。每服五十丸，白汤下。

活命金丹

贯众　甘草　板蓝根　干葛　甜硝各一两　大黄两半　牛黄　真珠　犀角　薄荷各五钱　朱砂四钱，一半为衣　麝香　桂　青黛各三钱　片脑二钱

上各研细末，和匀，蜜水浸，蒸饼为丸，每丸重一钱，朱

砂为衣，带湿更用金箔为衣，蜡丸封固。每服一丸，薄荷汤化下。兼解一切风毒、药毒、汗后余热、小儿惊热等症。

牛黄清心丸

芍药　麦门冬　黄芩　当归身　防风　白术各两半　柴胡　桔梗　川芎　茯苓　杏仁各两二钱半　神曲　蒲黄　人参各二两半　羚羊角　麝香　片脑　肉桂　大豆黄卷　阿胶各两七钱半　白蔹　干姜各七钱半　牛黄两二钱　生犀角二两　雄黄八钱　山药七两　炙甘草五两　金箔一千二百片，四百片为衣　大枣一百，蒸熟，去皮核，研膏

上各为细末，秤准和匀，枣膏入炼蜜，捣千余杵，丸每重一钱，金箔为衣。每服一丸，汤化服。

星附散

南星　半夏　人参　附子　茯苓　白附子　川乌　僵蚕　没药等分

上为粗末，每服五钱，水酒各一钟，煎热服，以汗为度。

独活散

独活　防风　藁本　蔓荆子　川芎　旋覆花各一两　细辛　石膏　炙甘草各半两

上为粗末，每服五钱，加姜三片煎，食后服。

摧肝丸

胆星　钓钩藤　黄连　滑石　铁华粉各一两　青黛三钱　僵蚕五钱　天麻二两　朱砂五钱　甘草二钱

上制为细末，以竹沥一碗，姜汁少许，打糊丸绿豆大。每服钱半，食后临卧茶清下，忌鸡羊肉。

改容膏

蓖麻子四十九粒，去壳研　片脑三分

上研和，左喎涂右，右喎涂左。或用鳝血加麝，如法涂之

亦妙。

清阳汤

黄芪　当归身　升麻各二钱　葛根钱半　炙甘草　黄柏　红花　桂枝各一钱　苏木　生甘草各五分

上水煎，稍热食前服，更以火熨紧急处。

秦艽升麻汤

升麻　葛根　炙甘草　芍药　人参各二钱　秦艽　白芷　防风　桂枝各一钱二分

上加连须葱头三个煎，食后稍热服，取微汗。

铁弹丸

乳香　没药各一两　川乌头两半　麝香一钱　五灵脂四两

上各研细末，和匀，水丸弹子大。每服一丸，食后临卧薄荷酒下。

四物汤

生地　当归　芍药　川芎等分

二陈汤

陈皮　半夏　茯苓等分　甘草减半

四君子合二陈[①]汤即六君子汤

人参　白术　茯苓各二钱　陈皮　半夏　炙甘草各一钱

参芪汤

人参　黄芪　茯苓　白术　芍药　当归　陈皮　牡蛎　酸枣仁　炙甘草等分

① 陈：原缺，据原目录补。

伤 风

芎苏饮

川芎　紫苏叶　白芷　干葛　茯苓　半夏　陈皮　柴胡　桔梗　甘草等分

上加姜、枣煎，热服。如身体痛加羌活，寒加桂枝，热加黄芩。

十神汤

紫苏　陈皮　川芎　白芷　升麻　麻黄　香附　芍药　炙甘草各一钱　干葛

上加葱头五个、姜三片煎，热服。

九味羌活汤

羌活　生地　黄芩　苍术　防风　白芷　川芎　细辛　甘草

煎如前服。

中 寒

附子理中汤

干姜　白术　人参　炙甘草各二钱半　附子二钱

四逆汤

附子　干姜　炙甘草等分

姜附汤

附子　干姜各二钱

当归四逆汤

当归　桂枝　芍药　细辛　甘草　通草各二钱　大枣二枚

中暑

六和汤

砂仁　半夏　炙甘草　杏仁　人参　赤茯苓　白扁豆姜汁炒　藿香　木瓜　厚朴　香薷

加姜、枣煎服。

大顺散

甘草切寸长者三斤　干姜　杏仁　肉桂各四两

上将甘草用白砂炒及八分黄熟，次入干姜同炒，令姜裂，次入杏仁同炒，候杏仁不作声，用筛隔净，后入桂，一处磨为末。每服二钱，水煎服。如烦躁，井水调服。

白虎汤

石膏一两三钱　知母五钱　甘草一钱半　粳米半合

上用水二钟，煮米熟，去滓服。本方加苍术，名苍术白虎汤；加人参，名人参白虎汤；加柴胡，名白虎加柴胡汤。

清暑益气汤

黄芪　苍术各钱半　升麻　人参　白术　陈皮　神曲　泽泻各五分　炙甘草　黄柏　葛根　青皮　归身　麦冬各三分　五味子九粒

补中益气汤

黄芪　人参　炙甘草　归身　陈皮　白术　柴胡　升麻

生脉散

人参五钱　五味子　麦门冬各二钱

清肺汤

黄芪四钱　苍术　防风　归身　茯苓各一钱　五味子三十粒　陈皮一钱二分　青皮五分　泽泻二钱　黄柏六分

上作二剂，煎服。

天水散一名益元散，一名六一散。加青黛名碧玉散，加薄荷名鸡苏散，加辰砂名辰砂六一散

滑石六两　粉甘草一两

上二味研匀，每服三钱，白汤调下，新汲水亦得。

黄连香薷饮

香薷三钱　厚朴钱半　黄连七分半

枇杷叶散

枇杷叶　橘红　厚朴　丁香各五钱　白茅根　麦门冬　木瓜　甘草各一钱　香薷七钱半

上为细末，每服二钱，温汤调服。

五苓散去肉桂即名四苓散

泽泻二两半　猪苓　赤茯苓　白术各两半　肉桂一两

上为细末，每服二钱，热汤调服。

诸　湿

羌活胜湿汤

羌活　独活各二钱　藁本　防风　炙甘草　川芎各一钱　蔓荆子七分

上水煎服，如身重腰痛沉沉然，此经中有湿热也。加苍术二钱，黄柏酒炒一钱，防己一钱，附子五分。

渗湿汤

苍术　白术　炙甘草各一两　茯苓　干姜各二两　陈皮　丁香各二钱半

上为粗末，每服五钱，加姜、枣煎服。

五苓散见中①暑

本方加羌活一倍。

除风湿羌活汤

羌活钱半　防风　升麻　柴胡各一钱　藁本　苍术各钱半

除湿汤

半夏曲　厚朴　苍术各二钱　藿香　橘红　茯苓　白术各一钱　甘草七分

上加姜、枣煎服。

平胃散

苍术　厚朴　陈皮各十两　炙甘草六两

上为细末，每服五钱，加姜、枣煎，入盐少许服，或沸汤调服。

伤　燥

滋燥养荣汤

当归二钱　生地黄　熟地黄　芍药　秦艽　黄芩各钱半　防风一钱　甘草五分

琼脂膏

生地二十斤，取汁　鹿角胶一斤　白蜜二斤，炼　真酥油一斤　生姜汁二两

上先熬地黄汁数沸，滤净，再煎得所下鹿角胶，次下酥油、蜜，同煎如膏。每服二钱，酒调下。

生血润肤饮

归身　生地黄　黄芪各二钱　天门冬　麦门冬各三钱　五味子

① 中：原缺，据前“中暑”补。

五分　栝蒌仁　桃仁各一钱　红花　升麻各四分

如大便燥结，加麻仁、郁李仁各二钱。

滋荣大补地黄丸

黄柏　熟地黄各四两　当归身　枸杞子　山药各三两　知母　山茱萸　芍药各二两　生地二两半　肉苁蓉　玄参各两半

上共为细末，炼蜜丸梧子大。每服五钱，空心淡盐汤吞下。

清凉饮子

黄芩　黄连各二钱　薄荷　玄参　当归身　芍药各钱半　甘草一钱

如大便秘加大黄二钱。

诸　火

清肝汤

川芎钱半　当归身一钱　芍药钱半　柴胡八分　山栀　牡丹皮各四分

正阳汤

黄柏　知母各钱半　甘草五分

坎离丸

生地黄　当归　川芎　芍药各四两　黄柏用盐水、乳汁、蜜水、酒各浸二两，共八两，晒干，炒褐色　知母减半，制同上

上和一处，日晒夜露三昼夜，为末，炼蜜丸梧子大。每服三钱，盐汤下。

凉膈散

大黄　芒硝　甘草各二两　连翘四两　栀子　黄芩　薄荷各一两

上为细末，每服二钱，竹叶汤加蜜调下。

黄连解毒汤

黄连一两　黄芩　黄柏各五钱　山栀四枚

一方有犀角、木香，无黄芩。

火郁汤

羌活　升麻　葛根　芍药　人参　柴胡　炙甘草各一钱　防风五分

加葱白三茎煎服。

升阳散火汤

升麻　葛根　羌活　独活　芍药　人参各一钱　炙甘草　柴胡各一钱半　生甘草六分　防风五分

泻阴火升阳汤

羌活　炙甘草　黄芪　苍术各一钱　升麻八分　柴胡钱半　人参　黄芩各七分　黄连　石膏各五分

诸　气

苏子降气汤

当归　炙甘草　前胡　厚朴各二两　肉桂　陈皮　苏子　半夏曲各五两。每剂五钱

上加姜、枣煎服。

归脾汤

白术　茯神　黄芪　龙眼肉　酸枣仁各一钱　人参　木香各五分　甘草三分

升阳顺气汤

黄芪一钱　半夏六分　炙甘草二分　神曲三分　草豆蔻四分，升麻　柴胡各□分　当归身　陈皮各三分　黄柏分半

三和汤

羌活　木瓜　沉香　川芎　陈皮　紫苏　白术　槟榔　木香　大腹皮　甘草各一钱

治中汤

人参　炙甘草　白术　干姜　陈皮　青皮各一钱

五积散

白芷　川芎　炙甘草　茯苓　当归　肉桂　芍药　半夏各三两　陈皮　枳壳　麻黄各六两　干姜四两　苍术斤半　桔梗十二两　厚朴四两

上除肉桂、枳壳别为粗末，将十三味慢火炒，令色转，摊冷，次入肉桂、枳壳，令匀。每服五钱，加葱白、姜煎服。

木香化滞汤

半夏钱半　草豆蔻　炙甘草各七分半　柴胡六分　木香　橘红各四分半　枳实　当归各三分　红花一分

加姜煎服。

中　气

木香顺气汤

木香　香附　白豆蔻各三分　乌药　青皮　橘红各二钱　半夏　厚朴　草豆蔻　砂仁各一钱　芍药六分　甘草三分

诸　郁

六郁汤

橘红　半夏　苍术　抚芎各一钱　赤茯苓　山栀各七分　香附二钱　炙甘草五分　砂仁五分

加姜煎服。

清气解郁汤

山栀　桔梗　枳壳　陈皮　甘草　厚朴　香附　乌药　黄连各一钱　木香　白豆蔻　青皮各五分

香砂平胃散即平胃散加香附、砂仁一倍

越鞠丸

神曲　苍术　川芎　山栀　香附

上制为末，水丸绿豆大。每服二钱，白汤下。

痰　症

三圣散

瓜蒂　防风各一两　藜芦三钱

上三味为末，每五钱以齑汁煎三四沸服，以吐为度。

礞石[①]**滚痰丸**

大黄酒蒸　黄芩各半斤　沉香五钱　青礞石硝煅，一两

一方无黄芩，有前胡八两，五倍五钱。

上为细末，水滴丸绿豆大。每服一二钱，量人强弱加减。

霞天膏法

纯黄牯牛，肥泽无病，才一二岁者，取四腿、项脊洗净，去筋膜，将精肉切块，入新锅，长流水煮，不时搅动，旋添沸汤，常使淹肉四五寸，掠去浮沫，煮烂如泥，去滓取汁，新布滤入砂锅，隔汤收，滴水不散为度，磁器盛用。

三味安肾丸

补骨脂　小茴香　乳香

上等分为末，炼蜜丸梧子大。每三十丸，空心盐汤下。

---

① 礞石：原缺，据原目录补。

黑锡丹

沉香　附子　胡芦巴　阳起石　肉桂各半两　茴香　破故纸　肉豆蔻　金铃子　木香各一两　黑锡　硫黄与黑锡结砂子，各二两

上为末，酒糊丸梧子大。每服三四十丸，空心盐姜汤送下。

三生饮

生南星　生川乌　生附子去皮，各五钱　木香一钱

上每五钱，加姜十片煎。

清气化痰丸

南星三两　半夏　黄连　黄芩各五两　瓜蒌仁　茯苓　杏仁各四两　橘红　枳实各六两　甘草二两

上为末，姜汁糊丸梧子大。每服五十丸，姜汤下。

千缗①汤

半夏七粒　皂角一寸　炙甘草一寸

加姜三片煎。

神术丸

苍术制一斤，为末

以生芝麻五钱，水二小盏，研细取浆，大枣十五枚，煮烂研和，丸如梧子大，日干。每服三钱，汤下。

中和丸

苍术　黄芩　半夏　香附等分

上制为末，姜汁调神曲糊丸，如梧子大。每服三钱，汤下。

清膈②苍莎丸

苍术　香附各四两　黄芩二两

① 缗（mín 民）：成串的铜钱，每串一千文。

② 清膈：原本二字不清，据原目录补。

上各制为末，蒸饼丸梧子大。每服二钱，汤下。

青礞石丸

风化硝三钱　茯苓　南星　半夏　青礞石硝煅　黄芩各五钱

上制为末，神曲糊入姜汁，打丸梧子大。每服二钱，姜汤下。

搜风化痰丸

人参　槐角子　僵蚕　白矾　橘红　天麻　荆芥各一两　半夏四两　朱砂五钱为衣

上制末，姜汁浸，蒸饼丸绿豆大，朱砂为衣。每服一钱，姜汤下。

温中化痰丸

陈皮　青皮　良姜　干姜各二两

上制为末，醋糊丸梧子大。每三十丸，空心米饮下。

橘半枳术丸

枳实三两　白术八两　橘红　半夏各三两

上制为末，姜汁糊丸绿豆大。每服二钱，汤下。

瓜蒌实丸

瓜蒌仁　山楂肉　神曲等分

上制为末，即用瓜蒌汁丸绿豆大。每服二钱，姜汤下。

诸　饮

十枣饮

芫花　甘遂　大戟等分

上以水二钟，煮大枣十枚至八分，调末一钱，平旦服之。元气弱者，止用五分；如不下，更加五分。下后用糜粥调养。

大青龙汤

麻黄六两　桂枝二两　炙甘草二两　杏仁四十粒　生姜三两，切片　大枣肉十二枚　石膏如鸡子大，研如米

上以水九升，先煮麻黄减二升，去上沫，纳诸药，煮取三升，温服一升。

小青龙汤

麻黄　芍药　干姜　炙甘草　细辛　桂枝各三两　五味子　半夏各半升

上以水一斗，先煮麻黄减二升，去沫，纳诸药，煮取三升，服一升。

小半夏汤

半夏五钱　生姜二钱半

苓桂术甘汤①

茯苓　桂枝　白术各二钱　甘草七分

五饮汤

旋覆花　人参　橘红　枳实　茯苓　泽泻　厚朴　半夏　猪苓　白术各八分　前胡　桂心　芍药　炙甘草各五分

上加姜十片煎。如因酒者，加葛根、砂仁。

哮

金沸草汤

旋覆花　麻黄　荆芥各一钱　前胡　半夏　赤芍药各八分　炙甘草五分

---

① 苓桂术甘汤：原作“桂苓术甘汤”，据《金匮要略·痰饮咳嗽病脉证并治第十二》改。

加姜、枣煎。

葶苈散

甜葶苈　桔梗　瓜蒌仁　薏苡仁　升麻　桑白皮　葛根各八分　甘草四分

加姜煎。

导水丸

大黄　黄芩各二两　牵牛头末　滑石各四两

上制为末，水滴丸。每服二钱，汤下。

甘胆丸

治醋哮。

甘草二两。去赤皮，作二寸段，劈开，用猪胆汁五枚，浸三日，取出晒干，为末

上蜜丸。每服四十丸，临卧茶清送下。

喘①

二母散

知母　贝母各一两　巴霜十粒

上研和，每用一字，姜三片，临卧细嚼，汤下。

神保丸

木香　胡椒各二钱半　巴霜十粒　全蝎七枚

上研和，蒸饼丸麻子大，朱砂为衣。每五丸，姜汤下。

大萝皂丸

南星　半夏　杏仁　瓜蒌仁　香附　青黛　陈皮各五钱　萝卜子　皂角烧灰，一两

① 喘：原作“哮喘”，据原目录删“哮”。

上制为末，神曲糊丸梧子大，每六十丸，姜汤下。

导痰汤

半夏五钱　南星　茯苓　橘红　枳壳　甘草各一钱

加姜煎。

理中丸

人参　炙甘草　白术　干姜等分

上制为末，蜜丸，每重三钱。汤化服。

麻黄杏仁饮

麻黄　桔梗　前胡　片黄芩　陈皮　半夏各一钱　杏仁　细辛各八分　防风七分　甘草四分

上加姜煎。

葶枣饮

葶苈炒为末

上用大枣十枚煎汤。

四七汤

半夏钱半　茯苓钱二分　紫苏叶六分　厚朴九分

加姜、枣煎。

桔梗汤

桔梗　半夏各钱半　枳实七分半

加姜、枣煎。

四磨汤

沉香　槟榔　枳壳　乌药

上四味，各浓磨和服。一方有人参，无枳壳。

华盖散

麻黄　苏子　杏仁　桑白皮　赤茯苓　橘红各钱半　甘草五分

加姜、枣煎。

秘传麻黄汤

麻黄如有汗，连根节　升麻　细辛　桑白皮　桔梗　生甘草

如热加栝蒌根，湿加苍术、姜、葱头。煎，热服。

咳　嗽

桂枝汤

桂枝　芍药　生姜各三钱　炙甘草二钱　大枣十枚

上煎，稍热服，须臾，啜热稀粥碗许，以助药力，温覆取微汗。

芦吸散

佛耳草　款冬花各钱半　鹅管石　雄黄各二分半

上为末，用熟艾铺纸二，以前药分作二帖，卷作筒子，烧烟吸入口中，以温茶常呷一二口。每一筒作三四夜吸，嗽止即已。

宁嗽化痰汤

桔梗　枳壳　半夏　橘红　前胡　干葛　茯苓各一钱　紫苏一钱二分　麻黄一钱，夏月不用　杏仁　桑皮各一钱　甘草四分

加姜煎。

三拗汤

麻黄不去节　杏仁不去尖　生甘草各钱半

内加姜五片煎。

清咽宁嗽汤

桔梗二钱　山栀　黄芩　桑皮　甘草　前胡　知母　贝母各一钱

白术汤

白术三钱　茯苓　半夏　橘红各二钱　五味子　炙甘草各一钱

加姜五片煎。

不换金正气散

藿香　半夏　苍术　紫厚朴　陈皮　甘草各一钱

加姜、枣煎。

薄荷煎①

薄荷一斤。取头末三两半　砂仁三钱　脑子五分　川芎二钱　甘草二钱半

上各研末，入脑子研匀，炼蜜成剂，临卧嚼下。一方有桔梗，无脑子。

消风散

荆芥穗　炙甘草　川芎　羌活　僵蚕　防风　茯苓　蝉蜕　藿香　人参各二两　厚朴　陈皮

上制为末，每二钱，茶清调下。

小柴胡汤

柴胡三钱　黄芩二钱　半夏　人参各一钱　甘草四分

上加姜、枣煎。

理中汤

人参　白术　干姜　炙甘草各二钱半

上各制为末，蒸饼丸梧子大。每服二钱，汤下。

八风散

藿香八两　白芷　前胡各一斤　黄芪　炙甘草　人参各二斤　羌活　防风各二斤

上制为末，每二钱，茶清调下。

---

① 薄荷煎：薄荷煎、消风散、小柴胡汤、理中汤、八风散、辰砂化痰丸等六方原在“痰症”中，本书原目录则在“咳嗽”中，今据原目录移。

辰砂化痰丸

枯矾　飞辰砂各半两　南星一两　半夏曲三两

上制为末，姜汁煮面糊丸梧子大，另用朱砂为衣，每十丸，食后姜汤下。

参苏饮

木香五分　紫苏叶　干葛　前胡　半夏　人参　茯苓各七分　枳壳　桔梗　炙甘草　橘红各五分

加姜、枣煎，热服。

玉壶丸

南星　半夏生。各一两　天麻半两　白面三两

上末，滴水丸梧子大。每三十丸，水煮令药浮，取出俟温，姜汤下。

坠痰丸

黑丑　枳实　风化硝各五钱　生矾三钱　皂角酥炙，三钱

上为末，萝卜汁丸。每四十丸，鸡鸣时服。

粉黛散

蚌粉新瓦上炒红，放地上出火毒，五钱　青黛五分

上用淡齑水滴麻油数点调服。

小陷胸汤

半夏洗，六钱半　黄连二钱半　栝蒌实一枚，用四分之一研

上分作二剂，先用水钟半，煮栝蒌至一钟，入药再煮八分，温服，以微吐黄涎水为愈。

半夏温肺汤

旋覆花　人参　细辛　桂心　甘草　陈皮　桔梗　芍药　半夏各半两　赤茯苓七钱

上每五钱，加姜煎服。

丁香半夏丸

槟榔三钱　丁香　半夏各一两　细辛　干姜　人参各五钱

上制为末，生姜汁糊丸梧子大。每二十丸，姜汤下，日三服。

温胃化痰丸

半夏三两　橘红　干姜　白术各二两

上制为末，如前丸服法。

清金化痰汤

麦门冬四钱　栝楼根　贝母　橘红　天门冬　芍药　苏子各二钱　甘草五分

滋阴降火汤

生地黄三钱　天门冬　麦门冬　沙参各二钱　五味子七分　芍药二钱　黄柏一钱　甘草四分

噙化丸

薄荷叶四两　麦门冬　天门冬　桑白皮　百部　紫菀　款冬花　枇杷叶　天花粉各二两　贝母三两　五味子八钱　桔梗一两　甘草六钱

上制为细末，炼蜜丸如弹子大，真柿霜为衣。不拘时噙化。

青金丹

杏仁去皮尖，二两　牡蛎二两，煅过研末

上二味同炒黄色，止取杏仁，入青黛一两研匀，用黄蜡一两溶化，溲和丸如弹子大，压扁如饼。每用梨一个，去核，置药于中，湿纸裹煨，约药溶化取出，去火毒，细嚼，糯米饮下。无梨，柿饼亦得。

宁嗽琼玉丸

粟[1]壳　诃子　桑白皮　橘红　百药煎　炙甘草等分

上制为末，炼蜜丸弹子大。临卧噙一丸。

润肺丸

诃子肉　五倍子　五味子　黄芩　炙甘草等分

上服法如前。

泻白散

桑白皮　地骨皮各一两　甘草五钱

上制为末。每二钱，汤调服。

诃黎丸

诃子肉五钱　海石　瓜蒌仁　青黛　杏仁　贝母　香附各二钱半

上制为末，姜汁和蜜丸弹子大。噙化服。

肾气丸一名六味地黄丸

生地黄半斤　山茱萸　山药各四两　茯苓　牡丹皮　泽泻各三两

上制为末，炼蜜丸梧子大。每四五钱，空心盐汤下。

润肺散

贝母一两　瓜蒌仁　青黛各半两

上制为末，姜汁蜜调，噙服。

清音丸

桔梗　诃子肉　甘草各五钱　硼砂　青黛各三钱　冰片三分

上制为末，炼蜜丸龙眼大。噙化服。

---

① 粟：原作"栗"，形近而误。

橄榄丸

百药煎　乌梅肉　甘草　石膏

上等分为末，炼蜜丸弹子大。临卧噙化。

安肾丸

肉桂　川乌各两六钱　桃仁麸炒　白蒺藜　巴戟肉　山药　茯苓　肉苁蓉　石斛　萆薢　白术　补骨脂各四两八钱

上制为末，炼蜜丸梧子大。每三十丸，温酒或盐汤下。如疝气，茴香酒下。

劫劳散

芍药一钱　炙甘草　黄芪　人参　茯苓　熟地　当归　五味子　半夏曲　阿胶各四分

加姜、枣煎。

调中益气汤

黄芪　人参　炙甘草　当归　白术各五分　芍药　柴胡　升麻各三分　陈皮二分　五味子十五粒

人参清肺饮

乌梅肉　地骨皮　炙甘草　阿胶　杏仁　桑白皮　知母　粟壳各一两

上制，每三四钱，加枣一枚煎，临服入蜜一匙。

青金丸

贝母　知母各二钱半　巴霜五分

上制为末，姜汁丸，朱砂为衣。每五丸，汤下。

葶苈散

甜葶苈　郁李仁　桑白皮　紫菀　旋覆花　槟榔　木通各五钱　大腹子七钱半

上制为末，每三钱，加姜煎服。

加味[1]三补丸

黄连　黄芩　黄柏

加大黄等分为末，蒸饼丸。

香附瓜蒌青黛丸

即三味等分为末，蜜丸芡实大。每一丸，食后临卧噙化。

瓜连丸

瓜蒌仁　杏仁　黄连等分

上制为末，竹沥、韭汁丸梧子大。每五十丸，紫苏煎汤下。

紫菀饮

人参　紫菀　茯苓　知母　桔梗各钱半　阿胶　贝母各钱二分　五味子十五粒　甘草五分

三白汤

白术　芍药　茯苓各一钱　甘草五分

肺　痿

生姜甘草汤

生姜五两　人参二两　炙甘草四两　大枣十五枚

上以水七升，煮取三升，分温三服。

甘草干姜汤[2]

炙甘草四两　干姜炮，二两

上以水三升，煮取一升五合，分温再服。

---

① 加味：原缺，据原目录补。

② 甘草干姜汤：原缺，以下之“肺痈”及“千金内补散”并无，今据原目录及江苏本补。

肺痈

千金内补散

人参　当归　黄芪各二两　官桂　白芷　炙甘草　桔梗　川芎　防风各一两

上制为末，每五钱加姜煎。

卷　七

霍　乱

香薷饮

香薷钱半　厚朴　扁豆　黄连各减半

上四味，俱用姜汁拌炒香煎，净冷服。

藿香正气散

大腹皮　白芷　半夏曲　紫苏　茯苓各一钱　白术　橘红　厚朴　桔梗各二钱　藿香三钱　炙甘草二钱半

加姜、枣煎。

止渴汤

人参　麦门冬　茯苓　桔梗　栝蒌根　葛根　泽泻　炙甘草

上制等分为末。每二钱，蜜汤调下。

缩脾①饮

草果　乌梅　炙甘草　砂仁各二钱　干葛一钱

上加姜煎，净冷服。

黄连丸

黄连　黄柏　厚朴各七钱半　当归　干姜　木香　地榆各半两　阿胶一两

上制为末，炼蜜丸梧子大。每三十丸，粥汤送下。

止血汤

当归　桂心　续断各钱半　生地黄　干姜　阿胶各二钱　蒲黄

---

① 脾：原作“皮”，音近而误，据原目录改。

炙甘草各一钱

小麦门冬汤

麦门冬　茯苓　半夏　橘红　白术各钱半　人参　小麦　炙甘草各一钱

加姜、乌梅煎。

人参白术散

白术　茯苓　人参　炙甘草　木香　藿香各一钱　干葛二钱

吐甚，加姜汁频饮之。

呕　吐

七气汤

半夏一钱　厚朴　桂心各六分　茯苓　芍药各八分　紫苏　橘红各四分　人参二分

加姜、枣煎。

荆黄汤

荆芥一两　人参五钱　甘草二钱半　大黄二钱

上煎去滓，调槟榔末二钱，空心服。

紫沉丸

砂仁　半夏曲各二钱　乌梅肉　丁香　槟榔各二钱　沉香　杏仁　白术　木香各一钱　陈皮五钱　白豆蔻　巴霜另研。三分

上制为末，醋糊丸黍米大。每十丸，每食后姜汤下。

木香匀气散

木香　草豆蔻　苍术各三分　厚朴四分　青皮　陈皮　益智仁　茯苓　泽泻　半夏　吴茱萸　当归各五分　升麻各一分　柴胡

上加姜煎。

竹叶石膏汤

人参　炙甘草各二两　石膏两半　半夏二钱半　麦冬六钱　青竹叶百片

加姜三片，粳米一撮煎。

大柴胡汤

柴胡三钱　黄芩　芍药　枳壳各一钱　半夏钱半　大黄三钱

上加姜、枣煎。

丁香安胃汤

吴茱萸　草豆蔻　人参　苍术各一钱　黄芪二钱　丁香　炙甘草　柴胡　陈皮　升麻　当归各五分　黄柏二分

橘皮竹茹汤

陈皮三钱　竹茹四钱　炙甘草一钱　人参二钱

加姜、枣煎。

胃苓汤

苍术　厚朴　陈皮　白术　赤茯苓各一钱　猪苓　泽泻各七分　肉桂　甘草各四分

上加姜、枣。

新法半夏汤

砂仁　神曲　橘红　草果仁各一两　白豆蔻　丁香各半两　炙甘草二两半　大半夏四两。洗七次，切开，白矾一两煎汤，浸一昼夜，洗，晒干，再切开，姜汁浸一宿，隔汤焙干，为末，姜汁拌成饼，炙黄用

上共制为末，每二钱，先用姜汁调成膏，入炒盐汤，不拘时点服。

四味藿香汤

藿香　人参　橘红　半夏等分

上加姜煎。

增半汤

藿香二钱　半夏三钱半。炮炒黄　人参　丁香皮各钱半

姜七片煎。

灵砂丹

水银三两　硫黄一两

二味用新铫内炒成砂子，入水火鼎，煅成丹，研细，糯米糊丸麻子大。每五七丸，生姜、紫苏叶煎汤下。

八味平胃散

厚朴　升麻　射干　茯苓各两半　蒸大黄　枳壳　炙甘草各一两　芍药半两

上制末，每五钱煎服。

养正丹

黑锡熔去渣，二两　硫黄熔化水浸，二两

却将锡再熔化，渐入硫黄，俟结成一片，倾地上，去火毒，研至无声为度，再就火微熔，又入水银一两，顿搅，勿令青烟起，又入朱砂末一两，炒令十分匀和，即放地上，候冷为末，糯米糊丸绿豆大。每三十丸，空心盐汤下。

半硫丸

半夏炮焙干为末　硫黄明净者研细，用柳木杀过

上二味，以生姜自然汁同熬，入干蒸饼末搅和匀，入桕内捣数百下，丸梧子大。每十五丸，温酒或姜汤送下。

人参汤

人参　黄芩　知母　萎蕤　茯苓各二钱　竹茹　白术　栀子仁　陈皮各半两　石膏煅。二两

上制，每五钱煎。

乌梅丸

乌梅三百枚　黄柏　细辛　肉桂　附子　人参各六两　蜀椒　当归各四两　干姜十两　黄连一斤

上制为末，蒸乌梅肉，炼蜜丸梧子大。每五十丸，空心盐汤下。

葛花解酲汤

青皮三钱　木香五分　橘红　人参　猪苓　茯苓各钱半　神曲　泽泻　干姜　白术各二钱　白豆蔻　葛花　砂仁各五钱

上制为末，每三钱，白汤调服。

噎膈

抵当丸

水蛭　桃仁各七个　虻虫八个　大黄一两

上制为末，蜜调，分作四丸。每一丸，用水煎化，温服。

香砂宽中汤

木香　白术　橘红　香附各一钱　白豆蔻　砂仁　青皮　槟榔　半夏曲　茯苓各一两　甘草三钱　厚朴两二钱

加姜煎。通增十倍，水滴丸亦得。

补气运脾汤

人参　白术　橘红　茯苓　黄芪　砂仁　炙甘草　半夏曲

加姜、枣煎。

竹皮饮

竹皮　细辛　通草　人参　五味子　茯苓　麻黄　桂心　生姜　甘草

上等分，先煮竹皮，次入药煎服。

滋阴清膈散

当归　芍药　黄柏　黄连各钱半　黄芩　山栀　生地　甘草三分

临服入童便、竹沥。

丁香透膈汤

白术　香附　砂仁　人参各一两　丁香　麦芽　木香　肉豆蔻　白豆蔻　青皮各半两　沉香　厚朴　藿香　陈皮各七钱半　炙甘草两半　半夏　神曲　草果各二钱半

上制粗末，每五钱，加姜、枣煎。

五膈宽中散

白豆蔻二两　炙甘草五两　木香三两　厚朴一斤　砂仁　丁香　青皮　陈皮各四两　香附一斤

上制为细末，每二钱，姜汤入盐少许点服。

谷神嘉禾散

茯苓　砂仁　薏苡仁　枇杷叶　人参各一两　白术二两　桑白皮　槟榔　白豆蔻　青皮　谷芽　五味子各半两　沉香　杜仲　丁香　藿香　随风子　石斛　半夏　大腹子　木香各七钱半　炙甘草两半　橘红　神曲各二钱半

上制末，每三钱，加姜、枣煎服。

涤痰丸

木香　槟榔　青皮　大黄　三棱　枳壳　半夏各一两　黑丑微炒。二两

上制末，水糊丸梧子大。每四五十丸，姜汤食后服。

厚朴丸

厚朴　蜀椒　川乌各一两半　紫菀　吴茱萸　菖蒲　柴胡　桔梗　茯苓　官桂　皂角　干姜　人参各二两　黄连二两半　巴霜

另研。半两

上制末，和匀炼蜜丸梧子大。每三丸渐加至五七丸，姜汤下，以利为度。春夏倍厚朴，秋冬倍黄连。

滋血润肠汤

当归三钱　芍药　生地各钱半　红花　桃仁　大黄　枳壳各一钱

煎熟，入韭汁半杯服。

人参利膈丸

木香　槟榔　人参　当归　藿香　甘草　枳实各一两　大黄酒蒸　厚朴各二两

上制末，水滴丸梧子大。每三五十丸，食后汤下。

噫　气

润下丸

橘红八两，盐水煮，晒　炙甘草一两

上为末，蒸饼丸绿豆大。每五十丸，白汤下。

萸连丸

吴茱萸　陈皮　苍术　黄连土炒　黄芩土炒　桔梗　茯苓半夏等分

上制为末，神曲糊丸绿豆大，每二钱，姜汤下。

保和丸

山楂肉　半夏曲　神曲　茯苓各一两　萝卜子　陈皮　连翘各半两

上制末，神曲糊丸。加白术二两，名大安丸。

枳壳散

枳壳　白术各半两　香附一两　槟榔三钱

上制末。每二钱，米饮调下，日三服。

匀气丸

草豆蔻　陈皮　沉香　人参各五钱　益智仁　檀香　大腹子各一两

上制末，饭丸梧子大。每二钱，姜汤下。

嘈　杂

枳术丸

白术八两　枳实四两

上制末，神曲糊丸绿豆大。每二钱，白汤下。

曲术丸

神曲三两　苍术两半　砂仁　橘红各一两。

上制末，姜汁另煮神曲，糊丸梧子大。每七十丸，姜汤下。

软石膏丸

软石膏火煅为末，存性

醋糊丸绿豆大。每二钱，汤下。

祛痰火丸

南星　半夏　香附　石膏　山栀

上制末，姜汁浸，蒸饼丸。每二钱，汤下。

导痰丸

大半夏六两，分三分：用白矾一两，为末，泡浸一分；皂角一两，为末，浸一分；巴豆肉一两，浸一分

上浸至十日或半月，常搅动令之相透，次相合和，拣去巴豆并皂角，将余水以慢火煮干，取半夏打碎，晒干后入甘遂、百药煎各二两，全蝎、僵蚕各一两，共为细末，薄糊丸梧子大。每十丸，汤下。谅强弱加减。

呃　逆

参术汤①

人参一两　白术五钱

加姜、枣煎。

大补阴丸

黄柏　知母各四两　熟地　龟板各六两

上制末，猪脊髓和炼蜜丸梧子大。每五十丸，姜汤下。

芩连二陈汤

二陈汤加黄连、黄芩一倍。

桃仁承气汤

桃仁　桂枝　芒硝　大黄　芍药

上加姜煎。

木香和中丸

木香　沉香　白豆蔻　枳实　槟榔　蓬术　青皮　陈皮　当归　黄芩　木通　黄连　砂仁　牙皂　郁李仁　三棱各一两　大黄四两　香附三两　黄柏二两　黑丑头末。三两

上制为末，水滴丸。每三钱，汤下。

伤饮食

木香槟榔丸

木香　槟榔　青皮　陈皮　蓬术　枳壳　黄连　黄柏　大黄　黑丑头末。三两

上制为末，滴水丸梧子大。每三四钱，煨姜汤下。

---

① 参术汤：原本作“人参汤”，据卷二“呃逆”及原目录改。

养脾丸

人参　麦芽　神曲　当归身　白术　苍术　橘红　厚朴　莲肉　茯苓　山药各一两　砂仁八钱　炙甘草五钱　木香二钱

上制为末，陈米糊薄荷汤煮糊丸梧子大。每三钱，汤下。

吞酸吐酸

咽醋丸

吴茱萸　橘红　黄芩各五钱　苍术七钱半　黄连土炒，一两

上制为末，神曲糊丸。

干姜丸

干姜　枳壳　橘红　葛根　前胡各五钱　白术　半夏曲各一两　吴茱萸　甘草各二钱半

上制为末，炼蜜丸梧子大。每三十丸，米饮下。

四味萸连丸

黄连一两　吴茱萸一钱　桃仁二十四粒　陈皮五钱　半夏两半

上制为末，神曲糊丸绿豆大。每百丸，姜汤下。

痞

枳实消痞丸

枳实　黄连各五钱　厚朴四钱　半夏曲　人参　白术各三钱　干姜　茯苓　麦芽　甘草各二钱

上制末，蒸饼丸梧子大。每五十丸，白汤下。

枳梗二陈汤

二陈汤加枳壳二钱、桔梗一钱。

黄连消痞丸

黄连一两　黄芩二两　半夏九钱　枳实七钱　橘红　猪苓各五钱

茯苓　白术　炙甘草各三钱　泽泻　姜黄各一钱　干姜二钱

上制为末，蒸饼糊丸梧子大。每五十丸至百丸，汤下。

三黄泻心汤

大黄三钱　黄芩　黄连各钱半

上用沸汤一盏浸之，以器盖定一时，稍冷，顿温服。

大消痞丸

白术　姜黄各一两　子芩　黄连各六钱　枳实五钱　半夏　橘红　人参各四钱　泽泻　厚朴　砂仁各三钱　猪苓二钱半　干姜　神曲　炙甘草各二钱

上制丸，服法同前。

仲景①泻心汤

大黄　黄连　甘草

枳壳桔梗汤

枳壳　桔梗　甘草等分

流气饮

紫苏叶　青皮　厚朴　人参　白术　茯苓　香附　半夏　抚芎　黄连　枳实各一钱　橘红二钱　炙甘草五分

加姜煎。

顺气消痞丸

木香五钱　益智仁　厚朴　草豆蔻各二钱半　陈皮　青皮　苍术　茯苓　泽泻　干姜各七钱　枳实一两　甘草　半夏各五钱　人参　当归各三钱　黄连五钱

上制为末，蒸饼丸梧子大。每二钱，汤下。

---

① 仲景：原缺，据卷二“痞”及原目录补。

半夏枳术丸

白术二两　枳实一两　半夏一两

上制为末，薄荷汤煮糊丸。

黄芩利膈丸

生黄芩　熟黄芩各一两　白术　枳壳　陈皮　南星各二钱　半夏　黄连　泽泻各五钱　白矾五分

上制为末，水浸蒸饼丸梧子大。每五十丸，汤下。

疟　疾

太阳经疟，头痛，遍身骨痛，项脊觉强，主方如渴，则兼阳明矣：

羌活二钱　前胡一钱五分　猪苓一钱　泽泻一钱，炒　陈皮二钱

恶寒加姜皮，甚则加桂枝；渴则加干葛，渴甚汗多加麦门冬、知母、竹叶、白术；久病用黄芪；虚甚加人参。

阳明经疟，热甚，渴甚，烦躁，恶人声，恶心，不眠，主方：

硬石膏　麦门冬各五钱，加至一两五钱　知母三钱，加至一两　竹叶加至百片　粳米一撮

水三大碗，煎一碗，不拘时服。如疟初发，发汗未大透，本方加干葛三钱；痰多，本方加栝蒌根三钱，橘红三钱，竹沥一杯；如呕，本方加竹茹三钱，橘红三钱；汗多，本方去干葛，加人参三钱，白术三钱；如兼恶寒甚，指爪色黯，本方加桂枝一钱五分；头痛、骨痛又兼前症，此太阳、阳明也，本方加羌活二钱；如在秋末冬初，又兼恶寒，加桂枝一钱，每日下午别服开胃健脾、消食消痰兼除寒热疟邪药一剂。方具于后：

麦门冬五钱　鳖甲三钱，加至一两　广橘红　人参各三钱，加至五

钱，素有肺火者勿用　白豆蔻四分　白茯苓三钱　乌梅肉一枚　白术二钱，胃热及肺火咳嗽勿用　牛膝酒洗，二钱

水三钟，煎一钟，研入白豆蔻末，乘热服。如热甚而呕，加木瓜三钱，枇杷叶三大片；如虚寒胃弱，有痰有湿，因而呕者，加半夏一钱加至三钱，姜汁十匙加至半杯。渴而便燥者勿用。

少阳经疟，往来寒热相等，口苦而呕，或兼耳聋、胸胁痛，主方：

小柴胡汤，柴胡、黄芩、半夏、甘草、人参、鳖甲三钱至七钱，牛膝、橘红各三钱至五钱。如恶食，本方加枳实一钱，白豆蔻五分；如有肺火，本方去人参、半夏，加麦门冬五钱；如爪黯、便燥及痰盛，方中去半夏，加当归三钱，竹沥一杯；恶寒甚，本方加桂枝一钱，生姜皮三钱；如兼阳明渴欲引饮，此少阳阳明也，本方去半夏，加石膏八钱，麦门冬五钱，竹叶三十片。每日下午别服开胃健脾、消食消痰兼除寒热疟邪等药剂，如前方。

太阴经疟，寒从中起，寒甚而后热，呕甚，呕已力衰，主方：

桂枝二钱　人参三钱　白芍药三钱　姜皮三钱

水二钟，煎一钟，空心饥时各一服，再煎五六分。下午别服开胃健脾、消食消痰兼除寒热疟邪药，如前方。

少阴经疟，恶寒，心烦而渴，小便艰涩，无汗，躁欲去衣，或手足冷，或欲饮水，或咽痛，主方：

鳖甲　牛膝各五钱至七钱　知母二钱至五钱　桂枝一钱至二钱　细辛五分　橘红三钱　白茯苓三钱　猪苓一钱　泽泻一钱　人参三钱　姜皮一钱至三钱

水二钟，煎八分，空腹饥时各一服。如寒甚，倍人参、姜皮；如热甚，倍鳖甲、牛膝，加乌梅肉；有痰加竹沥。下午别服开胃健脾、消食消痰除寒热药，大略如前方。

厥阴经疟，色苍苍然，善太息不乐，主方：

桂枝一钱至三钱　柴胡一钱至三钱　鳖甲二钱至四钱　当归三钱至五钱　橘红三钱　牛膝二钱至五钱　何首乌五钱

水三碗，煎一碗，空心饥时服。便燥及昏眩欲死，本方加麦门冬、竹沥。下午别服开胃健脾、消食消痰除热药，如前方。

败毒散

柴胡　炙甘草　桔梗　人参　川芎　茯苓　枳壳　前胡　羌活　独活各一钱

加姜煎。

四兽饮

人参　白术　茯苓　草果仁　橘红　半夏　乌梅各一钱　炙甘草五分

加姜、枣煎。

常山饮

知母　常山　草果　槟榔　炙甘草　乌梅　穿山甲

水酒各半煎，露一宿，五更温服。

清脾饮

青皮　厚朴　白术　草果仁　柴胡　茯苓　黄芩　半夏各等分　炙甘草减半

加姜、枣煎。

养胃二陈汤

厚朴　苍术　半夏曲各一钱　人参　茯苓　草果　藿香各五分　橘红三分　炙甘草一分　乌梅半个

加姜煎。

柴苓汤

柴胡　黄芩　半夏　人参　猪苓　白术　茯苓　泽泻各一钱　甘草减半

加姜煎。

芎归鳖甲散

鳖甲一钱　川芎　当归　茯苓　芍药　半夏　橘红　青皮各五分　乌梅一个

加姜、枣煎。

五积交加散

即五积散见嗽合人参败毒散见前。

辟邪丹

绿豆四十九粒　朱砂三钱　白砒五分　雄黑豆四十九粒

上各研末和匀，水丸，分作三十丸，黄丹为衣。每一丸，取向东桃枝煎汤，五更时服。

斩鬼丹

白砒钱半　绿豆粉五钱　朱砂三钱　雄黄三钱

上各研细，五月五日午时，取七家粽尖打和，丸如梧子大，朱砂为衣。每一丸，患日五更时，裸体无根水下。合此忌妇人、鸡、犬见。

鳖甲丸

鳖甲三两　青皮　蓬术　三棱　桃仁　香附　红花　神曲　麦芽　海粉各一两

上各用醋制为末，神曲糊丸梧子大。每百丸，汤送下。

疟母丸

鳖甲　三棱　蓬术　香附各二两　阿魏醋化。二钱上各用醋制，醋糊丸梧子大。服之积消及半而止。

穿山甲丸

即前鳖甲丸加穿山甲末一两。

芫花消癖丸

芫花炒　朱砂研，等分

上蜜丸小豆大。每十丸，浓煎大枣汤下。下后即服养胃汤。

异功①散

白术　茯苓各二钱　人参　陈皮各钱半

加姜、枣煎。

十味香薷饮

人参　白术　茯苓　黄芪　厚朴　陈皮　白扁豆　香薷　木瓜　甘草

上制煎，净冷服。

泄　泻

苍防汤

苍术　防风　麻黄各一钱　白术二钱

加姜、枣煎。

胃风汤

人参　茯苓　川芎　当归　白术　芍药　桂心等分

上制入粟米一小撮。如腹痛加木香。

四柱散

茯苓　附子　人参　木香各一钱

上加姜五片、盐少许煎，空心服。不止，加肉果、诃子肉，

① 功：原作“攻”。据后世方名改。

名六柱散。

薷苓[1]汤

即香薷[2]饮合五苓散俱见暑。

桂苓甘露饮

桂心　人参　黄芪　茯苓　白术　甘草　葛根　泽泻　石膏　寒水石各一两　滑石二两

上制为末。每三钱，汤调下。

黄芩汤

黄芩　人参　干姜各三两　桂枝一两　大枣十二枚

上以水七升，煮取三升，温服。

快脾丸

生姜六两，洗切片，以飞面四两拌匀，日干　橘红一两　炙甘草　丁香各二两　砂仁三两

上制为末，炼蜜丸弹子大。每二丸，食前姜汤化下。

八柱散

诃子肉　肉豆蔻　山药　白术　人参　茯苓　干姜　熟附子　砂仁　炙甘草　粟壳　乌梅

上制为末，每二钱，白汤调，空心服。

脾肾双补丸

菟丝子　五味子各一斤　莲肉十二两　车前子十两　人参　橘红[3]　砂仁　巴戟肉　肉果各六两

上制末，山药粉八两，加炼蜜打糊丸梧子大。每四五钱，饥时白汤下。如有火人，去巴戟、肉果、人参，加白芍药八两。

---

① 薷苓：原作"茹茶"，据卷二"泄泻"及原目录改。

② 薷：原作"苓"，据原目录卷一"中暑"之"黄连香薷饮"改。

③ 橘红：下原有"莲肉"，与前重复，故删。

四神丸

肉豆蔻二两　补骨脂四两　五味子二两　吴茱萸一两

上制末，生姜八两，大枣百枚煮取枣肉，打丸梧子大。每百丸，饥时汤下。

当归厚朴汤

良姜二钱　官桂钱二分　当归　厚朴各八分

熟料五积散

白芷　川芎　炙甘草　茯苓　当归　肉桂　芍药　半夏各三两　橘红　枳壳　麻黄各六两　干姜四两　苍术斤半　桔梗十二两　厚朴四两

上除肉桂、枳壳另为粗末，慢火炒令色转，摊冷，次入二味令匀。每三钱，加姜、葱煎，热服。

痢　疾

承气汤

大黄三钱　厚朴　枳实　芒硝各二钱

上水二钟，先将厚朴、枳实煎至一钟，入大黄再煎五六沸，次投芒硝溶化服之。

芍药汤

芍药二钱　当归　黄连　黄芩各一钱　木香　炙甘草　大黄　槟榔　桂各五分

如初病后重迫甚，倍大黄、芒硝；痞塞，倍枳实。

四神治痢丸

黄连一斤　木香　吴茱萸各二两　槟榔　大黄各四两，蒸

上将连、萸水拌同炒得所，共为末，醋糊丸梧子大。每三钱，汤下。

羌活汤

羌活　独活　地榆　防风各二钱

芍药黄芩汤

黄芩　芍药各五钱　甘草减半

如痛甚，加桂三分。

仲景建中汤

厚朴　干姜　半夏　甘草　橘红　草豆蔻　人参　藿香　诃子　茯苓　白术

加姜、枣煎。

当归和血饮

当归　升麻各二钱　槐花　青皮　荆芥　白术　熟地各六分　川芎四分

上制末。每二钱，米饮下。

升阳除湿防风汤

苍术四钱　防风三钱　白术　茯苓　芍药各一钱

上先用水二钟，煮苍术至钟半，入诸药煮服。

生犀角丸

犀角生磨半钟　朱砂二钱　牛黄三分　人参三钱

上用犀角汁和丸黍米大。每七分，灯心、龙眼肉煎汤下。

犀角散

犀角屑　黄连　地榆　黄芪各一两　当归半两　木香二钱半

上制末。每三钱，水煎，去滓服。

犀角地黄汤

犀角二钱　芍药二钱　牡丹皮二钱　生地三钱

阿胶梅连①丸

阿胶　乌梅肉　黄连　黄柏　赤芍药　当归　赤茯苓　干姜

上制末，水丸梧子大。每二钱，食前米饮下。

驻车丸

阿胶十五两　当归十五两　黄连三十两　干姜十两

上以阿胶用醋煮成膏，入药捣丸梧子大。每三十丸，米饮下。

薯莲饮

山药炒黄　莲肉

上等分为末。每三钱，姜茶调下。

茜根丸

茜根　升麻　犀角　地榆　当归　黄连　枳壳　芍药

上等分为末，醋糊丸梧子大。每七十丸，米饮下。

独活寄生汤

独活三两　桑寄生如无，续断可代　细辛　牛膝　秦艽　茯苓　芍药　川芎　防风　炙甘草　桂心　人参　熟地　当归　杜仲各二两

上制，每五钱煎服。

虎骨四斤丸

木瓜　天麻　肉苁蓉　牛膝各一斤　附子二两　虎骨一两

上先将四味用无灰酒五斤浸，取出焙干，入附子、虎骨，共研为末，用浸药酒打面糊为丸梧子大。每五十丸，食前盐汤下。

① 连：原作"黄"，据原目录改。

黄疸

桂枝加黄芪汤

桂枝　白芍药　生姜各三两　黄芪　甘草各二两　大枣十二枚

上水八升，煮取三升，温服一升。须臾，饮粥升余取汗，无汗更服。

茵陈汤

茵陈六两　栀子十四枚　大黄二两

上以水一斗，水煮茵陈减六升，纳三味，煮取三升，去滓，分温三服。小便当利如皂角汁，一宿腹减，黄从小便去也。

谷疸丸

苦参三两　龙胆草一两

上末，用牛胆一枚，取汁，入炼蜜少许，和丸梧子大。每五十丸，空心姜汤下。兼红丸子服亦可。

茯苓茵陈栀子汤

茵陈一钱　茯苓五分　栀子　苍术　白术　生条芩六分　黄连　枳壳　猪苓　泽泻　陈皮　汉防己各二分　青皮一分

红丸子

三棱　蓬术　青皮　陈皮各五两　干姜炮　胡椒各三两

上制末，醋糊丸梧子大，矾红为衣。每三十丸，食后姜汤下。忌食荞麦。

葛根汤

葛根二钱　栀子仁　枳实　豆豉各一钱　炙甘草五分

东垣①肾疸汤

升麻五钱　苍术一钱　防风　独活　白术　柴胡　羌活　葛根各钱半　茯苓　猪苓　泽泻　甘草各四分　黄柏二分　人参　神曲各六分

滑石散

滑石两半　白矾枯。一两

上研匀，每二钱用大麦粥清食前调服。以小便去黄水为度。

茵陈五苓散

生料五苓散一两，加入茵陈半两，车前子一钱，木通、柴胡各钱半。如酒疸，加葛根二钱。和匀，分作二服，加灯心三分煎。

参术健脾汤

人参　白术各钱半　茯苓　陈皮　芍药　当归各一钱　炙甘草七分

加枣煎。如色疸加黄芪、扁豆各一钱。

栀子大黄汤

山栀十四枚　大黄一两　枳实五枚　豆豉一升

上水二升，煎二升，分温三服。

茵陈附子干姜汤

附子三钱　干姜二钱　茵陈钱二分　草豆蔻一钱　白术四分　枳实　半夏　泽泻各半钱　茯苓　橘红各三分

上加姜煎。

补中汤

升麻　柴胡各二钱　归身二分　苍术五分　泽泻四分　五味子廿

① 东垣：原缺，据原目录补。

一粒　炙甘草八分　黄芪二钱半　神曲三分　红花一分

分作二服煎，食前服。

小温中丸

针砂一斤，以醋炒为末，入糯米炒极黄为末，亦用一斤，醋糊丸梧子大。每四五十丸，米饮下。

大温中丸

香附一斤　甘草二两　针砂一斤　苦参一两　厚朴五两　芍药五两　陈皮三两　山楂肉　苍术各五两　青皮六两　白术　茯苓各三两

上制末，醋糊丸梧子大。白术汤下。

暖中丸

陈皮　苍术　厚朴　三棱　白术　青皮各五钱　甘草二两　香附一斤　针砂十两

上制末醋糊丸。空心盐、姜汤下。

枣矾丸

皂矾不拘多少，炒通红，砂锅内用米醋点之

上为末，枣肉丸。每三十丸，食后姜汤下。一生忌食荞麦。

水　肿

五皮饮

五加皮　地骨皮　生姜皮　大腹皮　茯苓皮各二钱

一方有桑白皮、陈皮，去五加、地骨皮。

四磨饮

人参　槟榔　沉香　乌药

上各浓磨水，取七分，煎三四沸服。

疏凿饮子

泽泻　商陆　赤小豆　羌活　大腹皮　椒目　木通　秦艽

茯苓　槟榔各五分

上加姜煎。

木香流气饮

半夏二两　橘红二斤　厚朴　青皮　香附　紫苏　炙甘草各一斤　人参　赤茯苓　槟榔　菖蒲　白术　白芷　麦门冬各四两　木瓜　肉桂　蓬术　大腹皮　丁香　草果　木香　藿香各六两　木通八两

上制为粗末，每五钱，加姜、枣煎服。

神助丸

青水大戟　赤水葶苈　黄水甘遂　白水桑皮　黑水连翘　玄水芫花　风水泽泻　石水藁本　蒿水巴霜　气水赤小豆

上各用主病药一两，余俱半两，研为细末，炼蜜丸梧子大。每十丸，茯苓汤下，日三服。

防己茯苓汤

防己　黄芪　桂枝各三两　茯苓六两　甘草二两

上水六升，煮取二升，分温三服。

葶苈丸

甜葶苈　贝母　木通各二两　杏仁　防己各三两

上制末，枣肉和丸梧子大。每五十丸，桑白皮汤下。

四制枳壳丸

枳壳四两，去穰，切作指面大，分四处，用苍术、萝卜子、干漆、茴香各一两，炒黄，止用枳壳

上为末，将原炒苍术等四味，水二碗，煎至一碗，去渣，煮糊丸梧子大。每五十丸，食后米汤下。

晞露丸

三棱　蓬术各一两　干漆五钱　茴香四钱　轻粉一钱　川乌半

两　青皮三钱　雄黄　穿山甲各三钱　麝香五分　巴豆三十粒，同蓬术、三棱炒黄，去巴豆不用

上制末和匀，姜汁糊丸梧子大。每三十丸，姜汤下。

见睍①丸

附子四钱　鬼箭羽　紫石英各三钱　泽泻　肉桂　玄胡索　木香各二钱　血竭钱半　水蛭钱半　槟榔二钱半　桃仁三十个　三棱五钱　大黄三钱

上制末，酒糊丸梧子大。每三十丸，温酒下。

和血通经汤

当归　三棱各五钱　蓬术　木香　熟地　肉桂各三钱　红花　贯众　苏木各二钱　血竭钱半

上制末。每三钱，热酒调下。

分气紫苏饮

桑白皮　陈皮　茯苓　大腹皮　炙甘草　紫苏　桔梗　草果　五味子

上加姜煎，入盐少许服。

消风败毒饮

人参　独活　柴胡　桔梗　枳壳　羌活　茯苓　川芎　前胡　甘草　荆芥　防风各一钱

加姜煎。

人参平肺散

桑白皮二钱　知母钱半　炙甘草　茯苓　人参　地骨皮　天门冬各一钱　青皮　陈皮各六分　五味十三粒

① 睍（xiàn 现）：眼睛突出貌。

滋阴丸

黄柏两半　知母　莲肉　人参　茯神　枸杞子各一两　熟地二两

上制末，即以熟地捣膏，丸如梧子大。每百丸，汤下。

防己汤

防己二钱半　桑白皮　赤茯苓　紫苏茎叶各一两　木香二钱半

上为粗末。每五钱，加姜煎。

胀　满

禹余粮丸

蛇含石大者三两，以炭火烧红，入醋中，候冷，研细　禹余粮石三两　针砂五两，先以水淘净，炒干，入余粮一处，用米醋二升，就铫①内煮醋干，后用铫并药烧红，取出顿地上，候冷，研极细

以此为主，其次量虚实，加后药：

羌活　木香　茯苓　川芎　牛膝　桂心　白豆蔻　大茴香　蓬术　附子　干姜　青皮　三棱　白蒺藜　当归各五钱

上制末，以汤捣极匀，丸梧子大。或三十或五十丸，食前温酒或汤下。切忌食盐。

木香塌气丸

萝卜子　橘红各五钱　胡椒二钱　草豆蔻　木香　青皮各三钱　蝎梢二钱半

上制末，糊丸梧子大。每三十丸，米饮下。

沉香交泰丸

沉香　橘红　白术各三钱　厚朴　吴茱萸　枳实　青皮　木

① 铫（diào 掉）：煮开水熬东西用的器具。

香　茯苓　泽泻　当归各二钱　大黄一两

上制末，汤浸蒸饼丸梧子大。每五十丸，加至八十丸，微利为度。

鸡矢醴

鸡矢白一升，以醇酒一斗，浸七日。每服一盏，食后临卧温服。

大异香散

三棱　蓬术　青皮　半夏曲　陈皮　藿香　桔梗　枳壳　香附　益智各钱半　炙甘草半钱

上制分二贴，加姜、枣煎。

热胀分消丸

黄芩两二钱　黄连五钱　姜黄　白术　人参　炙甘草　猪苓　茯苓　干姜　砂仁各二钱　枳实　半夏各五钱　厚朴一两　知母　泽泻　陈皮各三钱

上制末，蒸饼糊丸梧子大。每百丸，汤下。

香砂调中汤

藿香　砂仁各钱二分　苍术二钱　厚朴　陈皮　半夏　茯苓　青皮　枳实各一钱　甘草三分

如泻，去枳实、青皮，加曲糵①、山楂、肉果、黄连。姜、枣煎。

广茂溃坚汤

广茂　黄连　柴胡　生甘草　神曲　泽泻各三分　橘红　吴茱萸　青皮　升麻各三分　黄芩　草豆蔻　厚朴　当归梢　益智各五分　红花二分　半夏七分　葛根四分

① 糵：原作“蘖”，形近而误。

煎稍热服。

当归活血汤

赤芍药　生地　当归尾　桃仁　红花　香附各一钱　川芎　牡丹皮　玄胡索　蓬术　三棱　青皮各七分

枳壳散

枳壳　三棱　陈皮　益智　蓬术　槟榔　肉桂各一两　干姜　厚朴　甘草　青皮　肉豆蔻　木香各半两

上为末。每三钱，加姜、枣煎，热服。

三和散

白术　厚朴　陈皮各三两　槟榔　紫苏各二两　木通　甘草　海金沙　大腹皮　茯苓　枳壳各一两

上为末，每五钱，煎服。

夺命丹

附子半两　牡丹皮一两　干漆一两

上制末，米醋一升，大黄末一两，同熬成膏，和药丸梧子大。每五十丸，温酒下。

积　聚

石碱丸

半夏一两，皂角水浸透，晒　山楂肉三两　石碱三钱

上为末，粥糊丸梧子大。每三十丸，姜汤下。

白芥丸

白芥子　萝卜子各两半　山栀　川芎　三棱　蓬术　桃仁　香附　山楂　神曲各一两　青皮五钱　黄连两半。用吴茱萸、益智仁水各浸一半，炒

上制末，蒸饼丸梧子大，每百丸，姜汤下。

活血丹

香附三两　牡丹皮两半　桃仁一两　当归尾　山楂　红曲　赤芍药　玄胡索各两半　肉桂八钱　青皮一两　乳香　没药各五钱　穿山甲四钱　蓬术一两　白豆蔻八钱

上为末。每三钱，酒下。

香棱丸

香附四两　三棱　蓬术　青皮　枳实各二两　干姜一两　神曲　麦芽　山楂　萝卜子各二两　草豆蔻两半

上制末，水滴丸绿豆大。每三钱，汤下。

大七气汤

三棱　蓬术　青皮　橘红　藿香　桔梗　肉桂　香附　益智各两半　炙甘草钱①半

上为粗末。每五钱，煎服。

肥气丸

柴胡二两　黄连七钱　厚朴半两　川椒四钱　炙甘草三钱　蓬术　三棱　人参各二钱半　皂角　茯苓各钱半　川乌钱二分　干姜　巴霜各五分

上制末，炼蜜丸梧子大。初服二丸，渐加，使大便微溏，积减大半而止。

息奔丸

厚朴八钱　黄连两一钱　人参二钱　干姜　茯苓　川椒　紫菀各钱半　桂枝　桔梗　三棱　天门冬　陈皮　川乌　白豆蔻各一钱　青皮五分　巴霜四分

上制丸，服法同上。

---

① 钱：原作“咸”，音近而误，据江苏本改。

伏梁丸

黄连两半　人参　厚朴各半两　黄芩三钱　肉桂　茯神　丹参各一钱　川乌　干姜　红豆　菖蒲　巴霜各五分

上制丸，服法同上。

痞气丸

厚朴半两　黄连八钱　吴茱萸三钱　黄芩　白术各二钱　茵陈　砂仁　干姜各钱半　茯苓　人参　泽泻各一钱　川乌　川椒各五分　巴霜　桂各四分

上制丸，服法同上。

奔豚丸

厚朴七钱　黄连五钱　苦楝[①]子三钱　茯苓　泽泻　菖蒲各二钱　玄胡索钱半　附子　全蝎　独活　川乌　丁香各五分　巴霜四分　肉桂二分

上制丸，服法同上。

散聚汤

半夏　当归　槟榔各七钱半　橘红　杏仁　桂心各二两　茯苓　炙甘草　附子　川芎　枳壳　厚朴　吴茱萸各一两

上制，每五钱加姜煎。如大便秘加大黄。

十味大七气汤

益智仁　陈皮　三棱　蓬术　香附　藿香各一钱　肉桂　青皮　炙甘草各半钱

沉香降气散

沉香二钱八分　砂仁七钱半　炙甘草五钱半　香附盐水炒，六两二钱半

上制为末。每二钱，入盐少许，沸汤调服。

---

① 楝：原作“练”，音近而误。

卷　八

虚　劳

五蒸汤

炙甘草一钱　茯苓三钱　人参　知母　黄芩各二钱　生地　葛根各三钱　石膏五钱　粳米一撮　小麦一合

上水煎。如实热，加黄连、黄柏、黄芩、大黄；虚热，加乌梅、秦艽、柴胡、青蒿、鳖甲、牡丹皮。

补阴丸

黄柏　知母　败龟板各三两　天门冬　芍药　枸杞子各二两　五味子一两　干姜炒紫色，三钱。寒月五钱

上制末，炼蜜入猪骨髓三条，捣匀丸梧子大。每百丸，空心淡盐汤下。

大黄䗪虫丸

大黄二两半，蒸　黄芩二两　甘草三两　桃仁一升　杏仁一升　地黄十两　芍药四两　干漆一两　虻虫一升　水蛭百枚　蛴螬一升　䗪虫半升

上十二味末之，炼蜜丸小豆大，酒服五丸，日三味①。

续断汤

川续断　川芎　当归　橘红　半夏　干姜各一钱　肉桂　炙甘草各半钱

上㕮咀，加姜煎。

① 味：据文意疑为“服”。

羚羊角散

羚羊角　柴胡　黄芩　当归　羌活　决明子　赤芍药　炙甘草等分

煎法同前。

远志饮子

远志　茯神　肉桂　人参　黄芪　酸枣仁　当归各一钱　炙甘草减半

酸枣仁汤

酸枣仁两半　远志　黄芪　莲肉　人参　当归　茯苓　茯神各一钱　陈皮　炙甘草减半

上加姜、枣煎。

黄芩汤

泽泻　山栀　黄芩　麦门冬　木通　生地　黄连　炙甘草等分

加姜煎。

白术汤

白术　人参　草果　厚朴　陈皮　肉豆蔻　木香　麦芽各一钱　炙甘草减半

加姜煎。

大健脾饮

白术　橘红　黄连　吴茱萸　人参　当归身　白豆蔻　木香　枳实　茯苓　神曲　谷芽　青皮

上等分煎。

小甘露饮

黄芩　升麻　茵陈　山栀　桔梗　生地　石斛　炙甘草各一钱

加姜煎。

温肺汤

人参　钟乳粉　半夏　橘红　肉桂　干姜各一钱　木香　炙甘草减半

二母汤

知母　贝母　杏仁　甜葶苈　半夏　秦艽　橘红各一钱　炙甘草半钱

羊肾丸

熟地　杜仲　菟丝子　石斛　黄芪　续断　肉桂　磁石　牛膝　沉香　五加皮　山药各一两

上制末，用雄羊肾两对，以葱、椒、酒煮烂，入少酒，糊杵丸梧子大。每七十丸，空心盐汤下。

地黄汤

生地黄　赤茯苓　玄参　石菖蒲　人参　黄芪　远志　炙甘草各一钱

加姜煎。

参术调中①汤

黄芪四分　人参　白术　炙甘草　茯苓各三分　五味子　麦门冬　地骨皮　陈皮各二分　桑皮五分　青皮一分

双和汤

芍药钱半　熟地　黄芪　当归　川芎各六分　炙甘草　肉桂各五分

加姜、枣煎。

八物汤

芍药　人参　陈皮　黄芪　桂心　当归　白术　炙甘草各一

---

① 调中：原缺，据卷四“虚劳”及原目录补。

钱 熟地 五味子 茯苓各七分半 远志五分

加姜、枣煎。

天王补心丹

熟地 人参 茯苓 远志 石菖蒲 玄参 柏子仁 桔梗 天门冬 丹参 酸枣仁 炙甘草 麦门冬 百部 杜仲姜汁炒 茯神 当归 五味子

上制末，炼蜜丸，每丸一钱，朱砂为衣。灯心、枣汤临卧化下。

参苓白术散

人参 茯苓 白术 炙甘草 山药各二两 扁豆两半 砂仁 桔梗 莲肉 薏仁各一两

上制末。每二钱，姜、枣汤下。

益胃汤

黄芪五分 甘草 半夏各二分 黄芩 白术 人参 柴胡 益智各三分 升麻五分 苍术钱半

加味虎潜丸

人参 黄芪 芍药 黄柏 当归 山药各一两 锁阳 枸杞 虎胫骨 龟板 菟丝子 杜仲 补骨脂 五味子各七钱半 牛膝二两 地黄四两

上制末，炼蜜和猪脊髓三条，捣和丸梧子大。每百丸，酒下。

桂枝加龙骨牡蛎汤

桂枝 芍药各三钱 龙骨 牡蛎各三钱

加姜、枣。

滋阴大补丸

牛膝 山药各两半 杜仲 巴戟天 山茱萸 五味子 肉苁

蓉　茯苓　小茴香　远志各一两　石菖蒲　枸杞子各五钱　熟地

上制末，红枣肉入炼蜜，捣和丸梧子大。每百丸，淡盐汤下。

尸　注

天灵盖散

天灵盖二指大，以檀香汤洗，咒曰：雷公灵，雷公圣，逢传尸，即须应，急急如律令。咒七遍，酥炙黄　槟榔五枚　阿魏五钱。细研　辰砂　麝香各二钱半　安息香七钱半，同诸药研和匀　甘遂五钱为末

上制，各研细末和匀。每服三钱，用薤白、葱白各十四枚，青蒿二握，甘草、桃枝、柳枝各五寸，桑白皮、石榴根皮各七寸，以童便四十碗，于磁器内文武火煎至一碗，去渣，分三盏，调前药末，五更初服。男患女煎，女患男煎。服药后如欲吐，即用白梅含之。五更尽觉脏腑鸣，须转下虫及恶物黄水。若一服不下，良久又进服，至天明更进一服。如泻不止，用龙骨、黄连等分为末，白汤调下五钱，吃白梅粥补之。

獭肝散

獭肝一具，阴干为末。每方寸匕，水调下，以瘥为度。

血　症

茅花汤

茅花三钱

煎服。

止衄散

黄芪六钱　赤茯苓　芍药　当归　生地黄　阿胶各三钱

上制末。每二钱，黄芪汤调服。

消风散

荆芥穗　炙甘草　川芎　羌活　僵蚕炒　防风　茯苓　蝉壳　藿香　人参各二两　厚朴　橘红各两半

上制末。每二钱，茶清调服。

清胃散

生地三钱　当归二钱　黄连　牡丹皮各钱半　升麻二钱

上为末，水煎去滓，候冷细呷①。

甘露饮

枇杷叶　熟地　天门冬　枳壳　茵陈　生地　麦门冬　石斛　炙甘草　黄芩等分

柴胡清肝散

柴胡　黄芩　人参各三分　山栀　川芎各二分　连翘　桔梗各四分　甘草三分

补肺汤

钟乳碎如米粒　桑白皮　麦门冬各三两　白石英碎之　人参　五味子　款冬花　肉桂　紫菀各二两

上制末。每五钱，加姜、枣、粳米三十粒煎。

白扁豆散

白扁豆　生姜各半两　枇杷叶　半夏　人参　白术各二钱半　白茅根七钱半

上水三升，煎一升，去渣，下槟榔末一钱，和匀，分作四服。

茯苓补心汤

木香五分　紫苏叶　干葛　半夏　前胡　茯苓各七分　枳壳

---

①　呷（xiā 虾）：小口喝。

桔梗　甘草　橘红各五分　生地　芍药　川芎　当归各一钱

加姜、枣煎。

大蓟散

大蓟根　犀角　升麻　桑白皮　蒲黄　杏仁各二钱　炙甘草　桔梗各一钱

加姜煎。

黑神散

黑豆半升。炒　熟地　当归　肉桂　干姜　炙甘草　芍药　蒲黄各四两

上制末。每二钱，童便、酒调下。

小乌沉汤

乌药十两　炙甘草一两　香附二十两

上制末。每一钱，沸汤点服。

发灰散

发灰一两　麝香二分

上研细为末。每一钱，米醋汤调服。

结阴丹

枳壳　威灵仙　黄芪　橘红　椿根白皮　何首乌　荆芥穗各半两

上制末，酒糊丸梧子大。每百丸，陈米汤点醋少许下。

脏连丸

猪脏一条，洗极细

上以净黄连末塞满猪脏，甑[1]中上下通用韭菜铺盖，蒸极烂，捣和丸梧子大。每百丸，米汤下。

---

① 甑（zèng 赠）：古代蒸饭的一种瓦器。

连蒲散

黄连　蒲黄炒，各钱二分　黄芩　当归　生地　枳壳　槐角　芍药　川芎各一钱　甘草五分

上煎，食前服。如酒毒，加干葛、青皮；湿毒，加苍术、白术。

芎归丸

川芎　当归　神曲　槐花　黄芪　地榆各半两　荆芥穗　发灰　木贼　阿胶各一两

上制末，炼蜜丸梧子大。每七十丸，米汤下。

升阳除湿和血汤

生地　牡丹皮　炙甘草　生甘草各五分　芍药钱半　黄芪一钱　升麻七分　熟地　当归　苍术　秦艽　肉桂各三分　陈皮二分

凉血地黄汤

熟地　当归　槐花各二钱　青皮　黄柏　知母各一钱　黄连　升麻各五分

益智和中汤

芍药钱五分　当归　黄芪　升麻　炙甘草各一钱　牡丹皮　柴胡　葛根　益智　半夏各五分　桂枝四分　肉桂一分　干姜少许

上制，煎服。

赤小豆当归散

赤小豆五两，水浸令芽出，晒干　当归一两

上捣为末，浆水服方寸匕，日三服。

黄土汤

甘草　熟地　白术　附子　阿胶　黄芩各三钱　灶中黄土五钱

遗　精

固阳丸

附子三两　川乌一两　白龙骨一两　舶上茴香　补骨脂　川楝子各两七钱

上制末，酒糊丸梧子大。每五十丸，空心温酒下。

玉华丸

钟乳粉炼成一两　白石脂净瓦煅红，研，飞　阳起石煅红，酒淬出火毒，各半两　左顾牡蛎七钱，用韭汁、盐拌，泥固济，火煅，取白者

上各研令极细，糯米粉糊丸芡实大。入地坑出火毒一宿。每一粒空心浓煎人参汤冷下，忌猪羊肉、绿豆粉。

正元饮

红豆　干姜　陈皮　人参　白术　炙甘草　茯苓各二两　肉桂　川乌各半两　附子　山药　川芎　乌药　干葛各一两　黄芪两半

上制末。加姜、枣煎，并入盐少许。

鹿茸丸

牛膝　鹿茸去毛酒蒸　五味子各二两　石斛　刺棘　杜仲　阳起石煅　巴戟天　山药　菟丝子　附子　川楝子　磁石煅　官桂　泽泻各一两　沉香半两

上制为末，酒糊丸梧子大。每七八十丸，空心酒下。

山药丸

赤石脂　茯神　巴戟天　熟地　山茱萸　牛膝　泽泻各一两　山药二两　五味子六两　肉苁蓉四两

上制末，炼蜜丸梧子大。每二十丸至三十丸，温酒下。

固元丸

牡蛎　茯苓　桑螵蛸　白石脂　韭子　五味子　菟丝子　龙骨等分

上制末，酒煮糊丸梧子大。每七十丸，空心盐汤下。

远志丸

远志　石菖蒲各二两　茯苓　茯神　人参　龙齿各一两

上制末，炼蜜丸梧子大，朱砂为衣。每七十丸，临卧枣汤下。

茯神汤

茯神钱半　远志　酸枣仁各钱二分　石菖蒲　人参　茯苓各一钱　黄连　生地各八分　当归一钱　甘草四分

上加莲子七粒，煎。

沉香和中丸

即滚痰丸见痰。

导赤散

生地　木通　甘草等分

加竹叶十片。

清心丸

黄柏一两　冰片一钱

上为末，研匀，炼蜜丸梧子大。每十丸，加至十五丸，浓麦冬汤下。

苍朴二陈汤

二陈汤加苍术二钱，厚朴一钱。

朱砂辟邪丹

朱砂　雄黄　麝香　鬼箭　虎头骨

上各研末，蜜丸弹子大。佩之，或置枕中。

便浊[1]

萆薢分清饮

益智仁　川萆薢　石菖蒲　乌药等分

上入盐少许，煎。一方加茯苓、甘草。

内补鹿茸丸

鹿茸　菟丝子　白蒺藜　沙苑蒺藜　肉苁蓉　紫菀　蛇床子　黄芪　桑螵蛸　阳起石　附子　官桂各一两

上制末，炼蜜丸梧子大。每三十丸，温酒下。

茯菟丸

菟丝子五两　石莲子二两　茯苓三两

上制为末，酒糊丸梧子大。每五十丸，空心盐汤下。

芡实丸

芡实　莲须各二两　茯神　山茱萸　龙骨　五味子　熟地　肉苁蓉　韭子　紫石英　牛膝　枸杞子各一两

上制末，山药糊丸梧子大。每七十丸，盐汤、酒任下。

珍珠粉丸

珍珠六两，以牡蛎六两，用水同煮一日，去牡蛎，为末

上以水飞过，候干，蒸饼丸梧子大。每二十丸，温酒送下。

治浊固本丸

莲花蕊　黄连　茯苓　砂仁　益智　半夏　黄柏各三两　炙甘草一两　猪苓二两半

上制末，蒸饼丸梧子大。每七十丸，空心温酒下。

---

① 便浊：标题原缺，据原目录补。

清心莲子饮

黄芩　麦门冬　地骨皮　车前子　炙甘草各一钱半　石莲肉　茯苓　黄芪　人参各七分半

上制末。每三钱，麦门冬汤净冷，空心温服。

瑞莲丸

茯苓　石莲肉　龙骨　天门冬　麦门冬　柏子仁　紫石英　远志　当归　酸枣仁　龙齿各一两　乳香半两

上制末，炼蜜丸梧子大，朱砂为衣。每七十丸，温酒或枣汤下。

遗　溺

家韭子丸

韭子六两　鹿茸四两　肉苁蓉　牛膝　熟地　当归各二两　菟丝子　巴戟天各两半　杜仲　石斛　桂心　干姜各一两

上制末，酒糊丸梧子大。每五十丸，加至百丸，空心盐汤、温酒任下。

菟丝子丸

菟丝子二两　牡蛎　附子　五味子　鹿茸各一两　肉苁蓉　鸡胜胵桑螵蛸各半两

上制末，酒糊丸梧子大。每七十丸，空心盐汤送下。

八味丸

生地八两　山茱萸　薯蓣各四两　牡丹皮　泽泻　茯苓各三两　附子　肉桂各一两

上制末，炼蜜丸梧子大。每三钱，空心盐汤下。

淋闭

滋肾丸

黄柏 知母各二两 肉桂二钱

上制末，水丸梧子大。每百丸，汤下。

瞿麦汤

瞿麦穗 黄连 大黄 枳壳 当归 羌活 木通 牵牛 延胡索 桔梗 大腹皮 射干各七分 桂子二分半

上加姜、枣煎服。

石韦散

石韦 赤芍药各五分 白茅根 木通 瞿麦 芒硝 葵子 木香各一钱 滑石二钱

水煎服。

导赤散

生地 木通 甘草各二钱 竹叶七十片

五淋散

山茵陈 淡竹叶 木通 滑石 炙甘草各钱半 山栀仁 赤芍药 赤茯苓各二钱

水煎服。

牛膝膏

桃仁 归尾各一两 牛膝四两 赤芍药 生地各两半 川芎五钱

上水煎成膏，入麝香少许。每五钱，汤调服。

神效琥珀散

琥珀 桂心 滑石 大黄 葵子 腻粉 木通 木香 磁

石淬飞，各半两

上制末。每二钱，灯心、葱白汤调服。

鳖甲散

九肋鳖甲一枚，酥炙黄

为末，每五钱，酒调下。

海金沙散

海金沙　滑石各一两　甘草二钱半

上为末，面糊丸梧子大。每五十丸，空心白汤下。

茯苓丸

石茯苓　防风　细辛　白术　泽泻　官桂各半两　瓜蒌根　紫菀　附子　黄芪　芍药　炙甘草各七钱半　生地　牛膝　山药　独活　半夏　山茱萸各二钱半

上制末，蜜丸梧子大。每十丸，温酒下。

羚羊角散

羚羊角　酸枣仁　生地　槟榔各一两　五加皮　防风　赤芍药　当归　骨碎补　海桐皮　川芎各五钱　甘草三钱

上制末。每二钱，酒下。

安荣散

麦门冬　通草　滑石　当归　灯心　甘草　人参　细辛各五分

水煎服。

龙胆泻肝汤

龙胆　泽泻各一钱　车前子　木通　生地　当归　山栀　黄芩　甘草各五分

上水煎服。

加味逍遥散

白茯苓　白术　当归　白芍药　柴胡　山栀　牡丹皮各一钱　甘草五分

上加煨姜煎服。

三　消

钱氏白术散

白术　人参　茯苓　甘草　藿香各八分　葛根一钱六分　枳壳　五味子　木香　柴胡各四分

水煎服。

调胃承气汤

大黄四钱　芒硝　甘草各二钱

三黄丸

黄连　黄芩　大黄

等分，蜜丸，汤下。

猪肚丸

白术五两　牡蛎四两　苦参三两

上制末，用猪肚一具，煮烂打糊为丸，晒干。每百丸，汤下。

眩　运

益气补肾汤

人参　黄芪各钱二分　白术二钱　茯苓一钱　炙甘草五分　山药

山茱萸各钱半

上加姜煎。

七气汤

人参　肉桂　炙甘草各一钱　半夏五钱

上加姜煎。

玉液汤

半夏六钱，炮

姜十片，煎，去滓，入沉香末少许服。

补肝养荣汤

熟地　当归　川芎　芍药　橘红　甘菊花等分　甘草减半

诸　汗

黄芪建中汤

黄芪四钱　桂枝钱半　芍药三钱　甘草一钱

加姜、枣煎。

当归六黄汤

当归　生地　熟地　黄柏　黄芩　黄连各一钱　黄芪二钱

黄芪六一汤

黄芪六钱　炙甘草一钱

加枣煎。

人参固本丸

生地　熟地　天冬　麦冬等分　人参减半

上制末，炼蜜丸梧子大。盐汤下。

煮猪心法

猪心一枚，破开，入人参二钱，煮熟食之。

二妙丸

黄柏　苍术等分

为末，蜜丸梧子大。每百丸，盐汤下。

短　气

瓜蒌半夏薤白汤

瓜蒌一枚　半夏半斤　薤白三两

白酒一斗，煮四升，分温三服。

款花补肺汤

苏子　阿胶　桔梗　款冬花　桑白皮　紫菀　人参等分　五味子　炙甘草减半

惊　悸

寿星丸

先烧地坑通红，去火，以酒五碗倾，候渗入尽，后入南星一枚，以盆盖之，勿令泄气。次日取出，入琥珀、朱砂各一两，为末，猪心血和姜汁糊丸梧子大。每三十丸，人参、菖蒲汤下。

真珠母丸

珠母七钱半　当归　熟地各两半　人参　酸枣仁　柏子仁　犀角　茯苓各一两　沉香　龙齿各半两

上末，蜜丸梧子大，朱砂为衣。每五十丸，薄荷汤临卧服。

温胆汤

半夏　枳实　竹茹各一两　橘红一两半　炙甘草四钱　茯苓七钱

每四钱，加姜七片煎。

十四友丸

柏子仁　远志　枣仁　紫石英　熟地　当归　茯苓　茯神　人参　黄芪　阿胶　肉桂各一两　龙齿二两　辰砂二钱半

上末，蜜丸梧子大。每四十丸，食后枣汤下。

平补镇心丹

枣仁二钱半　车前子　茯苓　麦门冬　五味子　茯神　肉桂各两二钱半　龙齿　熟地　天门冬　远志　山药姜汁炒，各两半　人参一两　朱砂五钱为衣

上末，蜜丸梧子大。每三十丸，空心米汤下。

琥珀养心丸

琥珀二钱　龙齿一两　远志　石菖蒲　人参　酸枣仁各五钱　当归　生地各七钱　黄连三钱　柏子仁五钱　朱砂三钱　牛黄一钱

上各为末，猪心血丸如黍米大，金箔为衣。每一钱，临卧灯心汤下。

定神汤

茯神　归身　柏子仁各二钱　酸枣仁三钱　远志钱半　石菖蒲　五味子各一钱　炙甘草七分

加龙眼肉十枚煎。

茯苓饮子

赤茯苓　半夏　茯神　麦门冬　橘红各钱半　槟榔　沉香

炙甘草各一钱

加姜煎。

定志丸

菖蒲　远志各二两　茯苓　人参各三两

上为末，蜜丸梧子大，朱砂为衣。每五十丸，米汤下。

痉症①

葛根汤

葛根四钱　麻黄三钱　桂枝　生姜　炙甘草　芍药各二钱　大枣一枚

桂枝加葛根汤

桂枝三钱　葛根二钱

参归养荣汤

人参　当归　白芍药　川芎　熟地　白术　茯苓　橘红等分　甘草减半

加姜、枣。

养血驱风饮

川芎　当归　芍药　生地　防风　荆芥穗

少加附子行经。

---

① 痉症：痉，原作“痓”，据原目录改。症，原缺，据卷三“痉症”标题补。

痫症①

龙脑安神丸

龙脑　麝香　牛黄　犀角　茯神　人参　麦门冬　朱砂各二两　金箔三十五片　牙硝二钱　炙甘草　地骨皮　桑白皮各一两

上末，蜜丸弹子大，金箔为衣。汤下。

五痫丸

白附子半两　半夏二两　皂角二两，槌碎，用水半升，揉汁，与白矾一处熬干为度，研　南星　白矾　乌蛇各一两　全蝎二钱　蜈蚣半条　僵蚕一两半　麝香七分半　朱砂二钱半　雄黄钱半

上各为末，生姜汁煮曲糊丸梧子大。每三十丸，姜汤下。

犀角丸

犀角末，半两　赤石脂三两　朴硝二两　僵蚕一两　薄荷叶一两

上为末，曲糊丸梧子大。每三十丸，汤下。

参朱丸

人参　蛤粉　朱砂等分

为细末，雄猪心血丸梧子大。每三十丸，金银煎汤下。

至宝丹

人参　天竺黄　犀角　朱砂　雄黄　生玳瑁屑　琥珀各一两　麝香　龙脑各二钱半　银箔　金箔各五十片　牛黄　南星　安息香两半。酒飞去砂土，火熬成膏

上各为末，研匀，将安息香膏重汤煮烊拌匀，丸梧子大。每三丸，人参汤化下。

---

① 症：原缺，据卷三“痫症”标题补。

癫　狂

牛黄泻心汤

大黄　黄芩　黄连　牵牛头末各五钱

虚　烦

栀子豉汤

栀子十四枚，擘　豆豉四合

上水煎，先服一半，得吐则止。

卷　九

头　痛

玉真丸

硫黄二两　石膏　半夏　硝石各一两

上各研细末，姜汁糊丸梧子大，阴干。每二十丸，姜汤下。更灸关元百壮。虚寒甚者，去石膏，加钟乳粉一两。

顺气和中汤

黄芪钱半　人参一钱　白术　橘红　当归　芍药各五分　炙甘草　升麻　柴胡各三分　川芎　蔓荆子　细辛各二分

川芎当归汤

川芎　当归各三钱

石膏散

川芎　石膏　白芷等分

上末。每四钱，茶清调下。

荆芥散

荆芥　石膏煅

上等分，为末。每三钱，用姜三片、葱头三茎，煎汤调服。

半夏白术天麻汤

半夏钱半　白术　神曲各一钱　人参　苍术　橘红　黄芪　茯苓　泽泻　天麻各七分　麦芽钱半　干姜三分　黄柏二分

加姜煎，热服。

羌活散风汤

羌活二钱　防风　川芎各钱半　升麻八分　甘草五分

上加姜、葱头煎。

大川芎丸

川芎一斤　明天麻四两

上为末，炼蜜丸，每丸重一钱。食后细嚼，茶、酒任下。

羌活汤

羌活　防风　黄芩各钱半　柴胡一钱　酒黄连　栝蒌根　茯苓　黄柏各八分　炙甘草三分　泽泻四分

神圣散

麻黄　细辛　干葛　藿香

上等分，为末。每二钱，用荆芥、薄荷煎酒调服。

菊花散

甘菊花　旋覆花　防风　枳壳　羌活　蔓荆子　石膏　炙甘草各钱半

上加姜五片煎。

茶调散

川芎　荆芥各二两　防风　白芷　甘草各一两　薄荷叶四两　羌活一两　细辛五钱

上为细末，每二钱，食远，茶调下。

清上泻火汤

荆芥穗　川芎　生甘草　细辛各四分　蔓荆子　当归身　苍术各六分　黄连　生地　藁本各八分　升麻　防风各七分　黄柏　炙甘草　黄芪各一钱　黄芩　知母　羌活各钱半　柴胡二钱　红花二分

羌活附子汤

黄芪　麻黄各一钱　羌活　苍术各五分　防风　升麻　甘草各二分　白芷　僵蚕　黄柏各三分　附子一分

透顶散

细辛三茎　瓜蒂七个　丁香三粒　糯米七粒　片脑　麝香各一黑豆大

上各研末，入磁器中，谨塞口，随患者左右搐之。用一大豆许，良久出涎则安。

普济消毒饮子

黄芩　黄连各半两　人参三钱　橘红　玄参　生甘草各二钱　连翘　牛蒡子　板蓝根　马屁勃　僵蚕　升麻各七分　柴胡　桔梗各二钱

上为末，用汤调，时时服二三钱。或蜜丸噙化，或加防风、薄荷、川芎、当归身煎服。如大便硬秘，加酒煨大黄一二钱以利之。肿热甚者，刺之良。

清震汤

升麻　苍术各四钱　荷叶一张

水煎服。

生熟地黄丸

生地　熟地各六两　石斛　枳壳各两半　羌活　防风　牛膝各一两　甘菊花四两　杏仁二两半

上制为末，炼蜜丸梧子大。每五十丸，食后盐汤下。

选奇汤

羌活　防风各二钱　甘草　黄芩各一钱

红豆散

麻黄根炒　苦丁香各半钱　红豆十粒　羌活烧　连翘各三钱

上为末，搐鼻中。

面　症

犀角升麻汤

犀角钱半　升麻　防风　羌活各一钱　白芷　黄芩　白附子各五分　甘草三分

防风散火汤

防风　白芷　荆芥穗　黄芩　升麻　薄荷　甘草

升麻加黄连汤

升麻　葛根各一钱　白芷七分　炙甘草　芍药各五分　黄连四分　犀角　川芎　荆芥穗　薄荷各三分

升麻加附子汤

升麻　葛根　白芷　黄芪　附子各七分　炙甘草　草豆蔻　人参各五分　益智仁三分

上加连须葱头三茎煎。

耳　症

排风汤

白鲜皮　当归　肉桂　芍药　杏仁　炙甘草　防风　川芎　白术各二两　独活　麻黄　茯苓各三两

上为粗末。每五钱，加姜煎。

桂星散

辣桂　川芎　当归　石菖蒲　细辛　木通　木香　刺蒺藜

麻黄　炙甘草各一钱　白芷　南星各钱半　紫苏叶五分

上加葱头、姜煎。

犀角饮子

犀角　木通　石菖蒲　甘菊花　玄参　赤芍药　赤小豆各二钱　炙甘草一钱

加姜煎。

犀角散

犀角　甘菊花　前胡　石菖蒲　枳壳　羌活　泽泻　木通　生地各□钱　麦门冬二钱　炙甘草二分

水煎。

槟榔神芎丸

大黄　黄芩各二两　牵牛　滑石各四两　槟榔二两

上末，滴水丸梧子大。每十丸，白汤下；次日加十丸。

补肾丸

巴戟天　干姜　芍药　山茱萸　桂心　远志　细辛　菟丝子　泽泻　石斛　黄芪　生地　当归　蛇床子　牡丹皮　肉苁蓉　人参　附子　甘草各二两　防风两半　石菖蒲一两　茯苓五钱

上制末，以羊肾一对，研烂，酒煮，面糊丸梧子大。每五十丸，空心盐、酒下。

塞[1]耳法

磁石豆大一块　穿山甲烧存性，为末，一字

上二味，用新棉花裹了，塞所患耳内，口中衔生铁少许，觉耳内如风雨声则愈。

---

① 塞：原作“通”，据卷四“耳症”之“治例”及原目录改。

地黄丸

熟地　当归　川芎　辣桂　菟丝子　川椒　补骨脂　白蒺藜　胡芦巴　杜仲　白芷　石菖蒲各二钱半　磁石醋淬七次，研，水飞，三钱七分半

上制末，炼蜜丸梧子大。每五十丸，以葱白温酒空心下，日二服。

黄芪丸

黄芪一两　沙苑蒺藜　羌活各五钱　附子一个　羊肾一对，焙干

上制末，酒糊丸梧子大。每四十丸，空心煨葱盐汤下。

黍粘子汤

桔梗半两　桃仁一钱　柴胡　黄芪各三分　连翘　黄芩　黍粘子　当归梢　生地　黄连各二分　蒲黄　炙甘草　草龙胆　昆布　苏木　生甘草各一分　红花少许

水煎，稍热服。

流金丸

大黄切片，酒拌蒸晒九次　石膏　橘红　连翘　黄芩　川芎　桔梗　薄荷　香附　贝母　玄明粉各二两

上制末。每三十丸，白汤下。

栀子清肝散

柴胡　栀子　牡丹皮　茯苓　川芎　芍药　当归　牛蒡子各七分　甘草四分

蔓荆子汤①

蔓荆子　赤芍药　生地　桑白皮　甘菊花　赤茯苓　升麻

① 汤：原作“散”，据原目录及煎服法改。

麦门冬　木通　前胡　炙甘草各一钱

上加姜、红枣煎。

黄连散

黄连半两　枯矾七钱半

共为细末。每少许，棉裹塞耳中。

眼[1]症

洗肝散

治风热上攻，暴发赤肿，隐涩，眵泪。

薄荷　当归　羌活　防风　甘草　栀子仁　大黄　川芎各二两

或加黄连、生地、甘菊花。

上末。每二钱，食后白汤下。

洗眼方

当归尾　黄连　杏仁　铜绿　皮硝　净盐各五钱

上为末。每三分，井水一小钟浸，隔纸洗眼，神效。

羊肝丸

治火眼及肝虚者。

黄连去芦，切片，酒拌炒，为末

羯羊肝一具，捣烂，用麻布绞去筋膜，入连末，再捣千余杵，丸如梧子大。每百丸，汤、酒任下。

复明地黄丸

滋阴固精，明目。

怀熟地八两　山药　茯苓　山茱萸各四两　牡丹皮三两　麦门

---

① 眼：原作“目”，据原目录及卷四“眼症”改。

冬　甘菊花　枸杞子　五味子各六两　车前子三两　白蒺藜五两

上制末，炼蜜丸梧子大。每四钱，空心盐汤下。

治风泪眼方

谷精草八两　白蒺藜五两　枸杞子　甘菊花各六两

上细末，用羊肝捣丸梧子大。每四钱，白汤下。

点眼六圣散

凡赤眼疼不可忍，点之即痊。

薄荷叶　川芎　雄黄　乳香　没药各二钱　焰硝五钱

上各研和匀，先含水一口，将药少许吹入鼻孔三四次，闭目俟其泪下即愈。

鼻　症

温卫补血汤

升麻四分　柴胡　生甘草　炙甘草　地骨皮　桔梗各三分　生地　白术　吴茱萸　黄柏各一分　苍术　陈皮　王瓜根　牡丹皮各二分　当归二分半　桃仁三个　葵花七朵

温卫汤

黄芪　苍术　升麻　知母　羌活　柴胡　当归身各一钱　人参　炙甘草　白芷　防风　黄柏　泽泻各五分　陈皮三钱　青皮二钱　木香　黄连各三分

川芎石膏散

川芎　芍药　当归　山栀　黄芩　大黄　甘菊花　荆芥　人参　白术各五分　滑石四钱　寒水石　桔梗各二钱　甘草三钱　防风　连翘　薄荷各一钱　砂仁二分半

水煎。

上清丸

薄荷叶三两　天门冬　麦门冬　桑白皮各二两　黄芩　荆芥　桔梗　杏仁各一两　甘草五钱

上为末，炼蜜丸弹子大。噙化。

细辛散

细辛一两　附子　白术　诃子　蔓荆子　川芎　桂心各七钱半　枳壳　炙甘草各半两

上为粗末。每三钱，加姜煎，去滓服。

辛夷散

细辛　川椒　干姜　川芎　辛夷　吴茱萸　附子各七钱半　皂角屑五钱　桂心一两。已上苦酒浸

上以猪油八两煎成膏，次以前药入油，再煎附子黄色，以棉裹塞鼻中。

防风汤

防风半两　栀子七枚　升麻一两　石膏三两　麻黄七钱半　官桂半两　木通两二钱半

上每五钱，水煎服。

鱼脑散

以石首鱼脑中石，煅存性，为末，吹入。

乌犀丸

犀角　羚羊角　牛黄　柴胡各一两　丹砂　天门冬　贝母　胡黄连　人参各半两　麦门冬　知母各七钱半　黄芩　炙甘草各二钱半

上为细末，炼蜜丸梧子大。每二十丸，空心酒下。

辛夷膏

辛夷叶二两　细辛　木通　木香　白芷　杏仁各半两

上用羊髓、猪脂各二两，和药于砂锅内，慢火熬成膏赤黄色，放冷，入冰片、麝香各一钱，为丸，棉裹塞鼻中，数日脱落即愈。

口症①

加减甘露饮

熟地　生地　天门冬　黄芩　枇杷叶　茵陈　枳壳　石斛各一两　甘草　犀角五钱

上末。每三钱，水煎临卧服。

绿袍散

黄柏末四两　炙甘草末二两　青黛一两

上二味研匀掺之。

齿症

虎潜丸

黄柏八两　知母三两　龟板四两　熟地　橘红　芍药各二两　锁阳两半　虎胫骨一两

冬加干姜五钱。

上制末，炼蜜和猪脊髓丸梧子大。每五六十丸，盐汤下。

① 症：原作“病”，据卷四“口症”及上下文例改。

馘[①]鬼散

黄连　梧桐泪　薄荷　荆芥穗　升麻　羊胫骨灰各一钱　麝香三分

共为细末，擦牙。

犀角升麻汤

犀角钱半　升麻五分　防风　羌活各六分　川芎　白芷　黄芩　白附子各五分　甘草三分

水煎，细漱服。

鹤虱散

鹤虱　川椒　槟榔　青盐

上等分，为细末，擦牙。

固牙散

槐枝　柳枝各四十九支，长四寸者　皂角七茎　盐五钱

上四味入混元毯[②]中，煅存性，候冷取出，研细，早晚擦牙。

舌　症

玄参升麻汤

玄参　升麻　犀角　赤芍药　桔梗　贯众　黄芩　甘草等分

玄参散

玄参　升麻　大黄　犀角各钱半　甘草二钱

---

① 馘（guó 国）：斩获。

② 混元毯：胎盘。

清心牛黄丸

胆星一两　牛黄二钱　黄连一两　当归身　甘草　辰砂各五钱

上各研末，汤浸蒸饼，丸绿豆大。每五十丸，临卧津咽下。

唇　症

五福化毒丹

玄参　桔梗各二两　人参半两　茯苓　马牙硝　青黛各一两　麝香一字　炙甘草七钱半

上制末，炼蜜丸弹子大，金箔为衣。每一丸，薄荷汤化下。

咽　喉

备急丹

青黛三两　芒硝四两　僵蚕一两　甘草四两

上四味为细末，用腊月牛胆汁拌匀，仍入胆中风干。每用皂荚子大一块，研末，吹患处。

巴矾散即碧云散

白矾一两　巴豆十粒，去壳

上以矾为末，铫内熔化，投巴豆于矾内，候干为度，细研。每用一字吹入患处，涎出为效。

雄黄解毒丸

雄黄　郁金各一两　巴豆霜十四粒

上为末，醋煮面糊丸绿豆大。热茶清下七丸。吐出顽痰立苏，未吐再服。

绛雪散

冰片一字　硼砂二钱　朱砂三钱　马牙硝一钱　寒水石三钱

上为细末。每用一字，掺舌上，津咽。

玉钥匙

焰硝三钱　硼砂一钱　冰片一字　僵蚕五分

上为细末。每用五分，吹患处。

破毒散

盆硝四钱　僵蚕　甘草　青黛各一钱　马勃三钱　蒲黄五钱　片脑　麝香各一钱

上为细末。每用一钱，井水调细，噙咽之。

加减①甘桔汤

甘草　荆芥　防风　薄荷　黄芩各一钱　桔梗三钱

随症加减，煎服。

清上噙化丸

薄荷叶一两　桔梗　黄连　甘草　黄芩各一两　马牙硝　硼砂各五分

上制末，炼蜜丸芡实大。每一丸，噙化服。

消风拔毒散

僵蚕三两，为极细末，姜汁调敷肿处。

备急如圣散

雄黄　藜芦仁　枯矾　猪牙皂角等分

上为细末。每用一豆大，搐之。

---

① 加减：原缺，据原目录补。

解毒丹

僵蚕　南星生用，等分为末

生姜自然汁调服。

硼砂散

玄参　贯众　茯苓　砂仁　滑石　荆芥穗　山豆根　生甘草各半两　南硼砂三两　薄荷一两

上为细末。每服半钱，新汲水调下，或津咽更妙。

梅核气①

清火降气汤

麦门冬五钱　芍药三钱　橘红　苏子　贝母　青竹茹各二钱　枇杷叶三大片　石斛二钱　桔梗一钱　甘草五分　白豆蔻七分

心　痛②

金铃子散

治热厥心痛。

金铃子　延胡索

上等分，为末。每三钱，酒调下。痛止与以枳术丸。

藁本汤

治大实心痛。

藁本半两　苍术一两

---

① 梅核气：原本此处有论治及附方，今依前四卷为论治例，将论治移于卷四，此处保留附方。

② 心痛：原与下同作“胃脘痛”，据卷四分“心痛”“胃脘痛”二节，及正文方剂中有心痛主治改。

每一两，水煎温服。

术附汤

治寒厥心痛。

附子一两　白术四两　炙甘草一两

上制粗末。每三钱，加姜、枣煎，温服。

麻黄桂枝汤

治外因心痛。

麻黄　桂枝　芍药　细辛　干姜　炙甘草各七钱半　半夏　香附各五钱

上制，每五钱，加姜煎。如大便秘，量加大黄。

九痛丸

治九种心痛。

附子二两　生狼牙炙　巴霜各半两　人参　干姜　吴茱萸各一两

上制末，炼蜜丸梧子大。酒下。弱人初服二丸，日三服。强人三丸。

胃脘痛

草豆蔻丸

草豆蔻钱四分　吴茱萸　益智仁　僵蚕各八分　当归身　青皮各六分　神曲　姜黄各四分　生甘草三分　桃仁七个　半夏一钱　泽泻一钱　麦芽钱半　炙甘草六分　柴胡四分　人参　黄芪　橘红各八分

上制末，汤浸蒸饼为丸梧子大。每三十丸，白汤下。

煮黄丸

雄黄一两　巴豆去皮心，研如泥

上入面二两同研匀，滴水丸梧子大。滚浆水煮十二丸，滤入冷浆水内，令沉冷。每用时用浸药冷浆下一丸，一日十二时尽十二丸，微利为度，不必尽剂。

玄桂丸

延胡索两半　滑石　红花　官桂　红曲各五钱　桃仁三十粒

上制末，水浸蒸饼丸。每四十丸，姜汤下。

祛痛散

青皮　五灵脂　川楝子肉　穿山甲各二钱　良姜　延胡索　没药各钱半　沉香一钱　八角茴香二钱　槟榔一钱半　木香钱二分　砂仁少许

上为粗末，用木鳖（去壳）一钱二分，切片，同药炒至香焦。去木鳖不用，研末。每一钱，加盐少许，酒、汤任下。

白螺蛳壳丸

白螺蛳壳煅　滑石　苍术　山栀　红曲　香附　南星各一两　枳壳　青皮　木香　半夏　砂仁各半两　桃仁三十粒

上制末，春加川芎，夏加黄连，秋、冬加吴茱萸。姜汁浸蒸饼丸绿豆大。每五十丸，汤下。

清中汤

黄连　山栀各二钱　陈皮　茯苓各钱半　半夏一钱　草豆蔻　炙甘草

加姜煎。

腹痛①

四顺清凉饮

当归　芍药　大黄　甘草各钱半

大黄备急丸

大黄　干姜　巴豆

上等分为末，蜜丸梧子大。每五丸，汤、酒任下。忌生冷油腻。

芎术散

川芎　苍术　香附　白芷等分

上为末，磨木香姜汁点，热汤调下。

控涎丹

甘遂　大戟　白芥子等分

上为末，糊丸梧子大。每五七丸至十丸，食后临卧姜汤下。

小胃丹

甘遂面裹煨　大戟水煮一时　芫花醋浸一宿，炒黑勿焦　大黄两半，酒煨熟，再用酒拌炒　黄柏三两

上为末，粥丸麻子大。每十丸，临卧津咽；欲利，空心温汤下。

烧脾散

干姜　草果　厚朴　砂仁　神曲　麦芽　陈皮　良姜　甘草等分

上制末，每三钱，淡盐汤点服。

① 腹痛：原缺，据原目录补。

蟠葱散

延胡索三两　肉桂　干姜各二两　苍术　甘草各八两　砂仁　槟榔　丁皮各四两　三棱　蓬术　青皮　茯苓各六两

上制末，用连须葱白一根，每服三钱，煎热服。

芍药甘草汤

芍药四钱　甘草二钱

胁　痛

平肝饮子

防风　枳壳　桔梗　赤芍药各五分　当归　川芎　木香　人参　橘红　甘草　槟榔各二分半

加姜煎。

当归龙荟丸

当归　草龙胆　山栀仁　黄连　黄芩　黄柏各一两　大黄　芦荟　青黛各半两　木香二钱半　麝香五分

上制末，神曲糊丸梧子大。每三十丸，姜汤下。一方有柴胡、青皮。

枳壳煮散

枳壳四两，先煎　细辛　川芎　桔梗　防风各二两　葛根两半　甘草一两

上为粗末。每四钱，加姜、枣煎，去滓，空心服。

柴胡疏肝散

柴胡　陈皮醋炒，各二钱　川芎　芍药　枳壳各钱半　炙甘草五分　香附钱半

白术丸

白术　陈皮　官桂各两半　人参二两　桔梗　炙甘草各一两

上制末，炼蜜丸梧子大。每五十丸，酒下，日三服。

神保丸

木香　胡椒各二钱半　全蝎七个　巴霜十粒

上各研末，蒸饼丸麻子大，朱砂为衣。每五七丸，汤、酒任下。

复元活血汤

柴胡半两　栝蒌根　当归各三钱　红花　甘草　穿山甲各二钱　大黄一两　桃仁五十个

上各剉制，每一两，水、酒各半煎，食前温服，以利为度。

推气散

枳壳　桂心　片子姜黄各半两　炙甘草钱半

上为末。每二钱，姜、枣汤调，或酒下。

沉香导气散

人参五钱　沉香　槟榔各二钱半　白术　乌药　麦芽　神曲　紫苏叶　大腹皮　厚朴各一两　诃子皮半两　香附两半　姜黄　橘红　甘草各四两　三棱二两　蓬术四两　益智二两　红花四两

上制末。每二钱，沸汤点服。

腰　痛

肾气丸

苍术　熟地各一斤　川白姜　五味子八两

上制末，枣肉丸梧子大。每百丸，空心酒下。

固元散

杜仲二两　巴戟天　延胡索　补骨脂　橘核　川楝子　川续断各一两　广木香　青盐各五钱

上制为末。每三钱，空心酒下。

青娥丸

补骨脂四两　杜仲四两，用生姜二两半淹拌，炒干

上制末，用胡桃肉三十个研膏，少入炼蜜，捣丸梧子大。每五十丸，汤、酒任下。

调肝散

半夏三分　辣桂　木瓜　当归　川芎　牛膝　细辛各二分　菖蒲　酸枣仁　炙甘草各一分

封髓丹

黄柏二两　砂仁一两　甘草半两

上为末，炼蜜丸梧子大①。每八十丸，汤下。

肾着汤

白术　茯苓各二钱　干姜　甘草各五分

痹　证

防风汤

防风　当归　赤茯苓　杏仁各一钱　黄芩　秦艽　葛根各二钱　羌活八分　桂枝　甘草各五分

上加姜煎，临服入酒半盏。

---

① 大：原缺，据文意补。

蠲痹汤

当归　赤芍药　黄芪　姜黄　羌活各一①钱　甘草五分

加姜、枣煎。

五痹汤

人参　茯苓　当归　芍药　川芎各一钱　五味子十五粒　白术一钱　细辛七分　甘草五分　加姜一片。

肝痹加枣仁、柴胡，心痹加远志、茯神、麦门冬、犀角，脾痹加厚朴、枳实、砂仁、神曲，肺痹加半夏、紫菀、杏仁、麻黄，肾痹加独活、官桂、杜仲、牛膝、黄芪、萆薢。

当归汤

当归二钱　赤芍药钱半　独活　防风　赤茯苓　黄芩　秦艽各一钱　杏仁八分　甘草六分　桂心三分

上加姜煎。

乌头汤

麻黄　芍药　黄芪各三两　川乌五枚，切，以蜜二升煎取汁一升，去乌头　炙甘草一两

上以前药五味，水三升，煮取一升，去渣，纳蜜再煎，服七合，不时尽服之。

活血应痛丸

狗脊六两　苍术十两　香附十二两　陈皮九两　没药两二钱　草乌炮，二两半　威灵仙三两

上制为末，酒煮面糊丸梧子大。每十五丸，汤、酒任下。

---

① 一：原漫漶不清，据江苏本补。

苍术复煎汤

苍术四两

水二碗，煎至二大盏，去渣，入下药：

羌活一钱　升麻　柴胡　藁本　泽泻　白术各五分　黄柏三分　红花一分

上用苍术汤煎至一盏，空心温服，微汗为效。忌酒面。

神效黄芪汤

黄芪二钱　人参　芍药　炙甘草各一钱　蔓荆子二分　橘红五分

水煎，稍热服。

芍药补气汤

黄芪　芍药两半　陈皮　甘草炙。各一两　泽泻半两

痿　症

清燥汤

黄芪钱半　苍术一钱　白术　陈皮　泽泻各五分　人参　茯苓　五味子　升麻各三分　猪苓　麦门冬　当归身　曲末　生地　黄柏各二分　柴胡　黄连　炙甘草各一分

金刚丸

治肾损骨痿。

川萆薢　杜仲　肉苁蓉　菟丝子等分

上制末，酒煮猪腰子捣和丸梧子大。每百丸，酒下。

牛膝丸

治肝肾损、骨痿筋缓。

牛膝　萆薢　杜仲　白蒺藜　防风　菟丝子　肉苁蓉等分

官桂减半

上制，服法同上。加胡芦巴、破故纸名煨肾丸，兼治脾损。

鹿角丸

鹿角胶一斤　鹿角霜　熟地各八两　牛膝　茯苓　菟丝子　人参　杜仲　白术　当归各四两　虎胫骨　龟板各一两

上制末，另将鹿角胶酒化，为丸如梧子大。每百丸，姜、盐汤下。

补益丸

治痿。

白术二两　生地两半　龟板　锁阳　当归身　陈皮　牛膝各一两　干姜七钱半　黄柏　虎胫骨　茯苓各半两　五味子二钱　炙甘草一钱　芍药　菟丝子各一两

上制末，紫河车捣和为丸梧子大。每百丸，汤下。

肩背痛[①]

升麻和气饮

升麻　干根[②]各一两　陈皮　甘草各两半　芍药七钱半　桔梗　苍术各一两　蒸大黄半两　当归　半夏　白芷　茯苓各二钱　干姜　枳壳各五分

上制每四钱，加姜、灯心煎服。

---

① 肩背痛：卷四原有“肩背痛”、“臂痛”标题而无论治，作者将论治置本卷中，今依本书体例，将“肩背痛”、“臂痛”论治部分移于卷四，本卷只保留附方。

② 干根：据方药配伍，即葛根。

臂　痛

舒经汤①

白姜黄二钱　海桐皮　白术各钱半　羌活　炙甘草各一钱

上加姜煎，入沉香汁少许服。

厥　症

凡热厥，白虎汤、大小承气汤。

凡寒厥，理中汤、五积散、通脉②四逆汤。

凡气厥，木香顺气散、调气散。

凡痰厥，二陈汤、导痰汤或竹沥、姜汁。

凡尸厥，苏合香丸。

凡蛔厥，乌梅丸。

疠　风

桦皮散

荆芥穗二两　枳壳　桦皮各炒存性，各四两　杏仁二两，水煮　炙甘草

上制末。每二钱，酒下。

升麻汤

升麻三分　茯苓　人参　防风　犀角　羌活　官桂各二钱

每四钱，水煎，下泻青丸。

---

① 舒经汤：原缺，据卷四“臂痛”治例补。

② 通脉：原缺，据原目录补。

醉仙散

胡麻子　牛蒡子　枸杞子　蔓荆子　白蒺藜　苦参　防风　瓜蒌根各五钱

上制末。每一两五钱，入轻粉二钱，拌匀。每服一钱，茶清调，晨、午各一服。至五七日，牙缝中出臭涎，令人如醉，或下脓血，病根乃去。若元气实者，须先以再造散下之，候元气将复，方用此药。

通天再造散

郁金半两　大黄　皂角刺各一两　白牵牛六钱，一半炒

上末。每五钱，日未出时，面东以无灰酒下。

当归饮

当归　芍药　川芎　生地　防风　白蒺藜　荆芥各钱半　黄芪　甘草　何首乌各一钱

大便秘

润汤丸

羌活　当归梢　大黄各半两　麻仁　桃仁各一两

上各研细末，炼蜜丸梧子大，每三五十丸，汤下。

黄芪汤①

绵黄芪　橘红各半两

上为末。每三钱，用大麻仁一合烂研，以水投取浆水一盏煎，候有乳起，入蜜一匙，再煎沸调药末，空心服。

---

① 黄芪汤：原缺，据原目录补。

益血润肠丸

熟地六两　杏仁　麻仁各三两，俱杵膏　枳壳　橘红各二两半　阿胶　肉苁蓉各两半　苏子　荆芥各一两　当归三两

末制，以前三味膏同杵，加炼蜜丸梧子大。每五六十丸，汤下。

脱　肛

参术实脾汤

白术　人参各二钱　肉果钱半　茯苓　芍药　陈皮各一钱　附子八分　炙甘草七分

加姜、枣煎。

参术芎归汤

人参　白术　川芎　当归　升麻　茯苓　山药　黄芪　芍药各一钱　炙甘草五分

收肠养血和气丸

白术　当归　芍药　川芎　槐角　山药　莲肉各一两　人参七钱　龙骨　五倍子　赤石脂各五钱

上制末，米糊丸梧子大。每七十丸，米饮下。

涩肠散

诃子　赤石脂　龙骨等分

上制末。腊茶少许和药，掺肠头上，绢帛揉入。又以鳖头骨煅，入枯矾少许为末，入药同上。

虫症

万应丸

槟榔五两　大黄八两　黑丑四两。共为末。

上以皂角十条，苦楝根皮四两，熬成膏。搜和药末，丸梧子大。又以沉香、木香、白雷丸各一两，为末为衣。先上沉香，次雷丸，又次木香。每五丸，五更时砂糖、姜汤下。

化虫丸

鹤虱　槟榔　苦楝根东行土中者佳　胡粉一两　明矾灰二钱五分

上制末。量人强弱，空心砂糖汤下。

疝症

寒疝[①]

十补丸

人参　附子　大茴香　小茴香　沉香　肉桂　木瓜　川楝子　橘核　木香

上等分为末。酒糊丸。每服三钱，空心盐、酒下。

丁香楝实丸

当归　附子　川楝子　茴香各一两

用酒三升，同煮上三味，酒干，焙作细末，每末一两，入丁香、木香各五分，全蝎十三个，玄胡索五钱，共为末，拌匀。酒糊丸桐子大。每三十丸，空心，酒下。

---

① 寒疝：原缺，据原目录补。

水疝①

金铃丸

川楝肉五两　马蔺花　茴香　海蛤　补骨脂　菟丝子各三两　木香　丁香各一两

上制末，面糊丸梧子大。每五十丸，温酒或盐汤下。

筋疝②

木香汤

木香七分半　槟榔　细辛　赤茯苓　人参　芍药　当归　官桂　前胡　青皮各一钱

上水煎服。

青木香丸

黑丑三两　补骨脂　毕澄茄　槟榔各二两　青木香一两

如冷者，去黑丑、槟榔，加吴茱萸、香附，为末，水丸梧子大。空心盐汤下。

血疝③

当归四逆汤

当归梢　附子　官桂　茴香　柴胡各五分　芍药四分　玄胡索　川楝子　茯苓各三分　泽泻二分

上水煎，空心服。

---

① 水疝：原缺，据原目录补。

② 筋疝：原缺，据原目录补。

③ 血疝：原缺，据原目录补。

桃仁当归汤

桃仁二钱　当归尾　玄胡索各钱半　川芎　生地　赤芍药　吴茱萸　青皮各一钱　丹皮八分

加姜煎。

气疝①

天台乌药散

乌药　木香　茴香　青皮　良姜各五钱　槟榔二枚　川楝子十枚　巴豆十四粒

上先以巴豆打碎，同川楝用麸炒黑，去巴豆、麸外，同前八味为末。每一钱，温酒下。

狐疝②

蜘蛛散

蜘蛛十四枚，炒焦　桂五分

上为散。每一钱，空心酒下。

㿗疝③

荔核散

荔枝核烧灰，十四个　大茴香　沉香　木香　青盐　食盐各一钱　川楝肉　小茴香各二钱

上制末。每三钱，空心热酒送服。

---

① 气疝：原缺，据原目录补。
② 狐疝：原缺，据原目录补。
③ 㿗疝：原缺，据原目录补。

济生橘核丸

橘核　海藻　昆布　海带　川楝肉　桃仁各一两　厚朴　木通　枳实　玄胡索　桂心　木香各半两

上制末，酒糊丸梧子大。每七十丸，空心盐、酒下。寒甚者加川乌一两。

脚　气

当归拈痛汤

羌活　当归　猪苓　泽泻　知母　白术各一钱　人参　苦参　升麻　葛根　防风　苍术各四分　黄芩　茵陈　甘草炙。各一钱

上水煎，空心服。

校注后记

一、作者生平考

马兆圣为明代医家，师从名医缪希雍并得其真传，本书陈禹谟“序”称马兆圣“神明如淳于意，敏妙如华敷，奇矫卓绝如甄权辈。盖手之所至，意与俱焉，意之所至，法随备焉，宜其所疗，若有神造，远近归之无间也”，足见其在当时颇有医名。但岁月流逝，知之者并不多。课题组成员主要通过《常熟县志》、《江南通志》（以上均康熙年间编）、《昭文县志》（雍正年间编）、《古今图书集成·医部全录·医术名流列传》以及本书三个序言等对其生平及家世进行考查。

1. 作者字、号考

马兆圣生平事迹，古籍记载较少。较详者，有清·高士鸃《常熟县志》卷之十九：“马兆圣，号无竞。”清·劳必达《昭文县志》卷八载：“马兆圣，字无竞。”清·陈梦雷《古今图书集成·医部全录》卷五百十七《医术名流列传·明》载有马兆圣，“按《江南通志》：马兆圣，字无竞，常熟人。”由以上可见，其字、号记载颇有出入。《中医人名辞典》《中国历代医家传录》记为“字无竞”，《中国古医籍书目提要》引《江南通志》载其“字无竟”。另外，《中医人名辞典》和《中国历代医家传录》分“马兆圣”和“马瑞伯”两条记录，以为是二人。

马兆圣名为“兆圣”无疑，由其弟名“兆祯”可知。本书陈禹谟“序”、钱谦益“序”皆称“瑞伯”。其弟马兆祯字祥仲（见本书校勘人名录），“祥仲”与“瑞伯”正是按排行取字，则兆圣字“瑞伯”无疑。其号当为“无竞”，取《庄子》“至人无己，神人无功，圣人无名”之意。别号为“遇丹道人”，见《医林正印·自序》。至于《中国古医籍书目提要》引《江南通志》作“字无竟”者，“竟”乃“竞”字转写之讹。

2. 作者生卒年考

马兆圣的生卒年代没有明确的记载。高士鸃（康熙）《常熟县志》马兆圣传载：“二子既贵，兆圣徒步里中，年登大耋，劳不乘，暑不盖，十举乡饮大宾，路人皆目之为地行仙云。”据（康熙）《常熟县志》、《江南通志》、（雍正）《昭文县志》，兆圣有子四人，马觉字伯先，马察字仲昭，马梦桂字秋卿，马廷桂字丹谷。梦桂崇祯九年（1637）举进士，崇祯癸未十六年（1643）“授知鄞县，以廉能著”，顺治乙酉二年（1645）罢官回家，卒于1650年。廷桂于顺治丙戌三年（1646）中举人，曾任上海县教谕、翰林院待诏，精诗赋，为人爽朗有干略。由“二子既贵”，可知其时必在廷桂中举即1646年之后。廷桂中举，马兆圣依然“徒步里中”、“劳不乘，暑不盖”，可见其身体之康健，故我们设其卒年为1650年。由“年登大耋”、“路人皆目之为地行仙”，可知其时马兆圣必已高寿。古人所谓“耋”，多指七、八十岁。《易·离》：“则大耋之嗟。”马注：“七十曰耋。”又《说文》：“年八十曰耋。”既是“大耋”，说明马兆圣在其二儿子中举时已是80岁左右。假设其享年80岁，其卒年为1650年，则其生年应在1570年。另据本书《自序》称，“乙巳秋，得从缪先生仲淳游”，乙巳为公元1605年，其时35岁，得随仲淳师学医，这与其早年习儒，15岁因病习医，后又欲重拾科举，终因“事变更起，终复蹉跎”而弃儒学医吻合。又，明·顾大韶《炳烛斋稿》在其为马兆圣《谈医管见》所作《序》中称：“马君瑞伯，仲醇之高足弟子也。服膺仲醇有年，而仲醇亦称之不去口，其相得也。”“有年”云云，可知马兆圣师从缪仲淳时必不年轻，与35岁合。故我们认为，其生卒年约为1570年至1650年，终年80岁左右。

二、本书主要成就

本书之特点及成就，主要表现在以下几个方面：

1. 引经据典，详析病源治法

本书《凡例》中称：“医书汗牛充栋，古来贤圣述作，代不乏人。第人多立异，论不归一，凡入门之士，莫知所适从。余故覃思殚精，上自《素书》，以及汉、晋、宋、元诸名家言，无不究观得失，综核异同，汇而辑之。已将大证、小证，分列先后次序，编次明白，每一病，必详开治例条款，穷极病变，无有遁情，使观者一览洞然，知所印正。”本书以内科杂症为主，卷一至卷四共列病症70余种，每一病症，首以《黄帝内经》为本，而博采汉晋以下诸家之说，如《诸病源候论》《脾胃论》《丹溪心法》《明医杂著》《医学正传》《医学纲目》《证治准绳》《医学入门》等，阐明病因病机与病候，然后详列“治例”与方药，使读者据症得法，据法处方。如卷一中风一病，作者不仅引《内经》详细叙述了风邪致病的特点及治法，而且分析了东垣、河间、丹溪治本病的变化及其原理，使读者不但知经之常，还能知后世治法之变，从源而流，于本病症治可谓详悉矣。

2. 究观得失，批判继承前贤

前贤著作甚多，但对这些资料，作者并非简单引用，而是有继承有批评，所谓“究观得失，综核异同”（《凡例》）。比如卷一《伤燥》：“经曰：诸涩枯涸，干劲皴揭，皆属于燥……燥之为病，皆属阳明之化。然其能令金燥者，火也。故曰：燥万物者，莫熯乎火。盖金为生水之源，为燥所侵则生化之本绝，岂能灌溉周身，营养百骸？而疾病有自来矣！然致病之由，未必皆系于此。或有用克伐之药，耗其血气；或遭吐利而亡津液；或服金石之剂；或过食辛热之物；或多啖醇厚炙煿，皆能助狂火损真阴。阴中服火，日渐煎熬，血液衰耗，则燥热转甚，而诸证悉生……大法治以甘寒滋润之药。甘生血，寒胜热。阴得之而火杀，液得之而润生，燥气自除，源泉自降，精血上荣。如是，则气血宣通，神茂色泽矣。”由此可见，本书并非简单资料汇编，而是在前人研究基础之上，有批评、继承和发展。

3. 师承名医，特重药性修合

缪希雍为明代著名医家，马兆圣为缪氏高足，其师特重本草，尤精药物修治。缪氏现存著作有《先醒斋医学广笔记》《神农本草经疏》《本草单方》。《本草单方》凡19卷，载录方剂4005个，所载方剂均言其出处、处方配伍、药物炮制、加减禁忌等。《先醒斋医学广笔记》卷四记述439种常用药物的炮炙方法、畏恶禁忌，以及丸散膏丹汤的制法、煎服法等。由此足见缪氏对药物炮制何等重视。兆圣此书，一遵师训，故专有“日用药性反忌方产炮制略”1卷，录药250味。尤为难能可贵的是，作者不但如一般本草著作详列炮制方法，还特意指明如何辨别市场伪劣药品。如“车前子”下云：“自采者真，卖家多以葶苈子代充，不可不辨。”“沙苑蒺藜”下云：“产同州者真。卖家多假。酒浆拌蒸。亦不入汤药。”这些亦有值得今人借鉴处。

4. 立预防法，重视疾病防治

本书作者禀承《内经》“不治已病治未病”思想，于卷一“中风”下列“预防法”：“凡人有形盛气衰，常时或指节麻木，或手足酸疼，或眼吊头眩，或虚跳，或半身、周身如虫行者，此中风之渐也。法当养气血，节饮食，戒七情，远帏幕可也。切勿服风药以预防，适所以招风取中也。卫生者可不谨哉。大抵肥人多中。盖肥人腠理致密而多郁滞，气血难以通利，一遇内火，或外邪所触，则中也。瘦人腠理疏通而汗易泄，则患中风少，而劳咳者多。盖瘦人津液少而燥热多故也。或有之者，皆由阳热太甚而郁结不通，感之而然也。”虽仅此一条，亦可为后世示范。

5. 病方分置，方便读者检阅

本书一大特点是，将病症治例与方药方剂分置。原书前5卷（今作4卷）论症治，后4卷列方药。作者在《凡例》中称：“向来诸书，多以病与方相混，不便检阅。今于治例中，但开何方主之，于方册中具方，则观者免寻索之烦矣。”此法并非作者首创。《伤寒杂病论》原本即前论后方，但后世方书为阅读之便，遂将方症同条。本书病方分置，虽无首创之功，但确有查阅之便。

总书目

医经

内经博议

内经提要

内经精要

医经津渡

素灵微蕴

难经直解

内经评文灵枢

内经评文素问

内经素问校证

灵素节要浅注

素问灵枢类纂约注

清儒《内经》校记五种

勿听子俗解八十一难经

黄帝内经素问详注直讲全集

基础理论

运气商

运气易览

医学寻源

医学阶梯

医学辨正

病机纂要

脏腑性鉴

校注病机赋

内经运气病释

松菊堂医学溯源

脏腑证治图说人镜经

脏腑图书症治要言合璧

伤寒金匮

伤寒考

伤寒大白

伤寒分经

伤寒正宗

伤寒寻源

伤寒折衷

伤寒经注

伤寒指归

伤寒指掌

伤寒选录

伤寒绪论

伤寒源流

伤寒撮要

伤寒缵论

医宗承启

桑韩笔语

伤寒正医录

伤寒全生集

伤寒论证辨

伤寒论纲目

伤寒论直解

伤寒论类方
伤寒论特解
伤寒论集注（徐赤）
伤寒论集注（熊寿试）
伤寒微旨论
伤寒溯源集
订正医圣全集
伤寒启蒙集稿
伤寒尚论辨似
伤寒兼证析义
张卿子伤寒论
金匮要略正义
金匮要略直解
高注金匮要略
伤寒论大方图解
伤寒论辨证广注
伤寒活人指掌图
张仲景金匮要略
伤寒六书纂要辨疑
伤寒六经辨证治法
伤寒类书活人总括
张仲景伤寒原文点精
伤寒活人指掌补注辨疑

诊　　法

脉微
玉函经
外诊法
舌鉴辨正
医学辑要
脉义简摩
脉诀汇辨
脉学辑要
脉经直指
脉理正义
脉理存真
脉理宗经
脉镜须知
察病指南
崔真人脉诀
四诊脉鉴大全
删注脉诀规正
图注脉诀辨真
脉诀刊误集解
重订诊家直诀
人元脉影归指图说
脉诀指掌病式图说
脉学注释汇参证治

针灸推拿

针灸节要
针灸全生
针灸逢源
备急灸法
神灸经纶
传悟灵济录
小儿推拿广意
小儿推拿秘诀
太乙神针心法
杨敬斋针灸全书

本　　草

药征
药鉴
药镜
本草汇
本草便
法古录
食品集
上医本草
山居本草
长沙药解
本经经释
本经疏证
本草分经
本草正义
本草汇笺
本草汇纂
本草发明
本草发挥
本草约言
本草求原
本草明览
本草详节
本草洞诠
本草真诠
本草通玄
本草集要
本草辑要
本草纂要
识病捷法
药性提要
药征续编
药性纂要
药品化义
药理近考
食物本草
食鉴本草
炮炙全书
分类草药性
本经序疏要
本经续疏证
本草经解要
青囊药性赋
分部本草妙用
本草二十四品
本草经疏辑要
本草乘雅半偈
生草药性备要
芷园臆草题药
类经证治本草
神农本草经赞
神农本经会通
神农本经校注
药性分类主治
艺林汇考饮食篇
本草纲目易知录
汤液本草经雅正
新刊药性要略大全

淑景堂改订注释寒热温平药性赋

方　书

医便

卫生编

袖珍方

仁术便览

古方汇精

圣济总录

众妙仙方

李氏医鉴

医方丛话

医方约说

医方便览

乾坤生意

悬袖便方

救急易方

程氏释方

集古良方

摄生总论

摄生秘剖

辨症良方

活人心法（朱权）

卫生家宝方

见心斋药录

寿世简便集

医方大成论

医方考绳愆

鸡峰普济方

饲鹤亭集方

临症经验方

思济堂方书

济世碎金方

揣摩有得集

亟斋急应奇方

乾坤生意秘韫

简易普济良方

内外验方秘传

名方类证医书大全

新编南北经验医方大成

临证综合

医级

医悟

丹台玉案

玉机辨症

古今医诗

本草权度

弄丸心法

医林绳墨

医学碎金

医学粹精

医宗备要

医宗宝镜

医宗撮精

医经小学

医垒元戎

证治要义

松厓医径

扁鹊心书

素仙简要
慎斋遗书
折肱漫录
济众新编
丹溪心法附余
方氏脉症正宗
世医通变要法
医林绳墨大全
医林纂要探源
普济内外全书
医方一盘珠全集
医林口谱六治秘书

温　病

伤暑论
温证指归
瘟疫发源
医寄伏阴论
温热论笺正
温热病指南集
寒瘟条辨摘要

内　科

医镜
内科摘录
证因通考
解围元薮
燥气总论
医法征验录
医略十三篇
琅嬛青囊要
医林类证集要
林氏活人录汇编
罗太无口授三法
芷园素社痎疟论疏

女　科

广生编
仁寿镜
树蕙编
女科指掌
女科撮要
广嗣全诀
广嗣要语
广嗣须知
孕育玄机
妇科玉尺
妇科百辨
妇科良方
妇科备考
妇科宝案
妇科指归
求嗣指源
坤元是保
坤中之要
祈嗣真诠
种子心法
济阴近编
济阴宝筏
秘传女科

秘珍济阴

黄氏女科

女科万金方

彤园妇人科

女科百效全书

叶氏女科证治

妇科秘兰全书

宋氏女科撮要

茅氏女科秘方

节斋公胎产医案

秘传内府经验女科

儿　科

婴儿论

幼科折衷

幼科指归

全幼心鉴

保婴全方

保婴撮要

活幼口议

活幼心书

小儿病源方论

幼科医学指南

痘疹活幼心法

新刻幼科百效全书

补要袖珍小儿方论

儿科推拿摘要辨症指南

外　科

大河外科

外科真诠

枕藏外科

外科明隐集

外科集验方

外证医案汇编

外科百效全书

外科活人定本

外科秘授著要

疮疡经验全书

外科心法真验指掌

片石居疡科治法辑要

伤　科

正骨范

接骨全书

跌打大全

全身骨图考正

伤科方书六种

眼　科

目经大成

目科捷径

眼科启明

眼科要旨

眼科阐微

眼科集成

眼科纂要

银海指南

明目神验方

银海精微补

医理折衷目科
证治准绳眼科
鸿飞集论眼科
眼科开光易简秘本
眼科正宗原机启微

咽喉口齿

咽喉论
咽喉秘集
喉科心法
喉科杓指
喉科枕秘
喉科秘钥
咽喉经验秘传

养　　生

易筋经
山居四要
寿世新编
厚生训纂
修龄要指
香奁润色
养生四要
养生类纂
神仙服饵
尊生要旨
黄庭内景五脏六腑补泻图

医案医话医论

纪恩录
胃气论
北行日记
李翁医记
两都医案
医案梦记
医源经旨
沈氏医案
易氏医按
高氏医案
温氏医案
鲁峰医案
赖氏脉案
瞻山医案
旧德堂医案
医论三十篇
医学穷源集
吴门治验录
沈芊绿医案
诊余举隅录
得心集医案
程原仲医案
心太平轩医案
东皋草堂医案
冰壑老人医案
芷园臆草存案
陆氏三世医验
罗谦甫治验案
临证医案笔记
丁授堂先生医案
张梦庐先生医案

养性轩临证医案

养新堂医论读本

祝茹穹先生医印

谦益斋外科医案

太医局诸科程文格

古今医家经论汇编

莲斋医意立斋案疏

医　　史

医学读书志

医学读书附志

综　　合

元汇医镜

平法寓言

寿芝医略

杏苑生春

医林正印

医法青篇

医学五则

医学汇函

医学集成（刘仕廉）

医学集成（傅滋）

医学辨害

医经允中

医钞类编

证治合参

宝命真诠

活人心法（刘以仁）

家藏蒙筌

心印绀珠经

雪潭居医约

嵩厓尊生书

医书汇参辑成

罗氏会约医镜

罗浩医书二种

景岳全书发挥

寿身小补家藏

胡文焕医书三种

铁如意轩医书四种

脉药联珠药性食物考

汉阳叶氏丛刻医集二种